AF366468

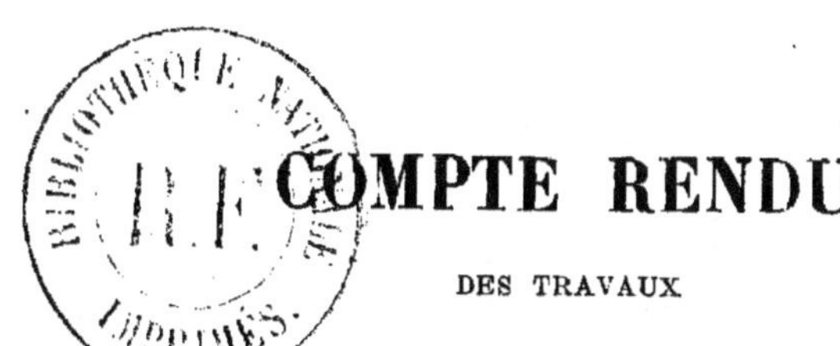
BIBLIOTHÈQUE NATIONALE
R.F.
IMPRIMÉS.

COMPTE RENDU

DES TRAVAUX

DES CONSEILS D'HYGIÈNE PUBLIQUE

ET DE SALUBRITÉ

DU DÉPARTEMENT DE L'HÉRAULT

COMPTE RENDU

DES TRAVAUX

DES

CONSEILS D'HYGIÈNE PUBLIQUE

ET DE SALUBRITÉ

DU DÉPARTEMENT DE L'HÉRAULT

PRÉSENTÉ

A M. LE PRÉFET DE L'HÉRAULT

PAR

M. MAIRET

PROFESSEUR A LA FACULTÉ DE MÉDECINE DE MONTPELLIER
MÉDECIN EN CHEF DE L'ASILE PUBLIC D'ALIÉNÉS
VICE-PRÉSIDENT DU CONSEIL DÉPARTEMENTAL D'HYGIÈNE PUBLIQUE
ET DE SALUBRITÉ DE L'HÉRAULT

Année 1899

MONTPELLIER
IMPRIMERIE CENTRALE DU MIDI
(HAMELIN FRÈRES)

1900

CONSEIL DÉPARTEMENTAL
D'HYGIÈNE PUBLIQUE ET DE SALUBRITÉ
DE L'HÉRAULT

MM. LE PRÉFET, *Président.*

MAIRET, Professeur à la Faculté de médecine, *Vice-Président.*

HAMELIN, Professeur à la Faculté de médecine, *Secrétaire.*

SALLÈLES, Chef de bureau à la Préfecture, *Secrétaire-Adjoint.*

BAUDIER, Chef du Génie.

BAUMEL, Professeur à la Faculté de médecine.

BERTIN-SANS, Professeur agrégé à la Faculté de médecine.

BLANC, Agent-Voyer en chef.

CZERNICKI, Médecin principal, Directeur du service de santé de la 16e région.

GILIS, Professeur à la Faculté de médecine.

GLAIZE, Professeur à la Faculté de droit.

GUIBAL, Ingénieur en chef du département.

LAISSAC, Président du Conseil général.

LEENHARDT, Président de la Chambre de commerce.

MARÈS, Secrétaire perpétuel de la Société d'agriculture.

MASSOL, Professeur à l'École supérieure de pharmacie.

1

MM. METTRIER, Ingénieur des mines.
PEZET, Pharmacien.
POURQUIER, Médecin vétérinaire.
SARDA, Professeur à la Faculté de médecine.
VERNIÈRE, Maire de Montpellier.
VIGOUROUX, Docteur en médecine.

CONSEIL D'HYGIÈNE

DE L'ARRONDISSEMENT DE BÉZIERS

MM. LE SOUS-PRÉFET, *Président*.
LEVÈRE, Docteur en médecine, *Vice-Président*.
SICARD, Docteur en médecine, *Secrétaire*.
BAJARD, Ingénieur civil.
BECQ, Ingénieur civil.
BOURRIÉ, Agent-Voyer d'arrondissement.
COULOUMA, Pharmacien.
CROZALS, Négociant.
GILIS, Médecin vétérinaire.
GUILHAUMON, Pharmacien.
GUY, Docteur en médecine.
MARILL, Pharmacien.
PAGET, Pharmacien.
PONS, Agent-Voyer d'arrondissement.
PUEL, Teinturier.
SABATIER, Procureur de la République.
TARRIEUX, Médecin-major au 17e régiment d'infanterie.

CONSEIL D'HYGIÈNE
DE L'ARRONDISSEMENT DE LODÈVE

MM. LE SOUS-PRÉFET, *Président.*
GRAD, Pharmacien.
KAWALERSKI, Docteur en médecine.
MANUEL, Avocat.
ORSSAUD, Médecin vétérinaire.
REFRÉGÉ, Docteur en médecine.
ROUQUETTE, Docteur en médecine.
SEGONDY, Ingénieur civil.
SEYVON, Capitaine en retraite.
VITALIS, Manufacturier.

CONSEIL D'HYGIÈNE
DE L'ARRONDISSEMENT DE SAINT-PONS

MM. LE SOUS-PRÉFET, *Président.*
ARCANGEL, Avocat.
AZAÏS, Rentier.
BOURDEL, Pharmacien.
GALINIER, Négociant.
SAHUC, Notaire.
SALLES, Agent-Voyer d'arrondissement.
TRASSY, Médecin vétérinaire.

COMPTE RENDU

DES TRAVAUX

DES CONSEILS D'HYGIÈNE PUBLIQUE

ET DE SALUBRITÉ

DU DÉPARTEMENT DE L'HÉRAULT

MONSIEUR LE PRÉFET,

J'ai l'honneur de vous présenter le Compte rendu des travaux des Conseils d'hygiène publique et de salubrité du département de l'Hérault pour l'année 1899.

Veuillez agréer, Monsieur le Préfet, l'assurance de ma considération la plus distinguée.

MAIRET.

CONSEIL D'HYGIÈNE

DE L'ARRONDISSEMENT DE BÉZIERS

SÉANCE DU 27 MARS 1899

Étaient présents : MM. Gélinet, sous-préfet, *président* ; Levère, Sicard, Coulouma, Bourrié, Crozals, Paget, Gilis, Guy, Puel, Guilhaumon, Bajard et Becq.

COMMUNE DE LAMALOU-LES-BAINS

Installation d'un gazomètre

Le président soumet au Conseil la demande du directeur de l'usine à gaz de Bédarieux, qui désire construire un gazomètre à Lamalou-les-Bains.

A l'enquête, aucune observation relative à l'hygiène n'a été présentée.

Le Conseil, considérant que c'est un réservoir de gaz et non une usine à gaz qu'il s'agit de créer, et que ce réservoir n'est contigu à aucune habitation, émet un avis favorable.

COMMUNE DE SAINT-THIBÉRY

Distribution d'eau

Le Conseil prend connaissance du dossier relatif à une distribution d'eau à Saint-Thibéry.

Ce projet donne lieu aux observations suivantes :

Rien n'indique dans le plan à quelle distance du cimetière se trouve la prise d'eau. La minéralisation paraît trop élevée. En outre, l'analyse bactériologique signale l'existence du bactérium coli dans 10 grammes d'eau et, malgré cela, dans les conclusions, l'eau est déclarée pure. Le Conseil demande à ce sujet des explications à M. le Directeur de l'Institut Bouisson-Bertrand et réserve son avis, car, si le bactérium coli existe, le projet doit, *ipso facto*, être repoussé.

L'ordre du jour étant épuisé, la séance est levée.

SÉANCE DU 29 AVRIL 1899

Étaient présents: MM. Sicard, Guy, Puel, Gilis, Coulouma, Bajard, Guilhaumon, Becq, Crozals et Bourrié.

COMMUNE DE SAINT-THIBÉRY

Alimentation d'eau

Le Conseil d'hygiène est d'avis que la présence du bacillus coli, même dans 10 grammes d'eau, jette une suspicion légitime sur cette eau d'alimentation et suffirait, à elle seule, à la faire rejeter ; d'ailleurs, le degré hydrotimétrique trop élevé de cette eau et sa minéralisation calcaire excessive sont autant de raisons qui viennent corroborer notre première décision. (Voir ci-devant, séance du 27 mars 1899.)

COMMUNE DE PÉZENAS

Alimentation d'eau et construction d'un moteur à pétrole.

Ajourné pour plus amples renseignements. Le Conseil réclame une note explicative faisant connaître l'endroit précis où l'on prendra l'eau, et donnant des détails sur la manière dont cette eau sera amenée au point de distribution.

COMMUNE DE BÉZIERS

Projet d'acquisition de terrains pour école maternelle.

Approuvé.

COMMUNE DE BÉZIERS

Reconstruction du collège de Béziers

Projet d'acquisition d'immeubles pour l'exécution du projet.

Approuvé.

L'ordre du jour étant épuisé, la séance est levée.

SÉANCE DU 24 MAI 1899

Étaient présents : MM. Gélinet, sous-préfet, *président*; Levère, Gilis, Coulouma, Crozals, Puel et Bourrié.

Absents excusés : MM. Bajard et Tarrieux.

COMMUNE DE FONTÈS

Projet de construction d'une école de filles

Le Conseil est d'avis que le projet de construction de l'école des filles présente, au point de vue de l'hygiène et de la salubrité publique, toutes les conditions désirables ; cette construction sera, en° effet, placée sur un terrain en pente, à l'abri de l'humidité et loin du cimetière ; elle est, en outre, bien aérée et bien éclairée.

En conséquence, le Conseil approuve le projet.

COMMUNE DE PÉZENAS

Projet d'adduction d'eau et construction d'un moteur à pétrole.

Le Conseil examine le projet d'adduction d'eau présenté par la commune de Pézenas ; il consiste dans un puits de captation creusé à douze mètres de la rivière de Peyne, dans un contenu de sable et de cailloux roulés.

L'analyse bactériologique n'a pas fait découvrir de bactérium coli, et, bien que la minéralisation paraisse un peu forte, le Conseil est d'avis qu''il y a lieu d'approuver le projet.

COMMUNE DE BÉZIERS

Salubrité publique

Le Conseil d'hygiène, invité par le président à indiquer les mesures qu'il y aurait lieu de prendre à l'entrée de l'été, pour prévenir les épidémies, attire de nouveau l'attention de la municipalité de Béziers sur la nécessité de couvrir le ruisseau de St-Antoine, entre l'avenue de la République et l'avenue de Bessan ; il y a là une cause d'infection reconnue de tous, et le Conseil insiste vivement pour qu'il y soit remédié sans retard.

Le Conseil demande aussi que, lorsqu'on reconstruira le Collége de garçons, on recouvre l'égout qui débouche au-dessous du Collége et qui, outre le danger qu'il présente au point de vue de l'hygiène, incommode désagréablement toutes les personnes qui passent par là et les gens du quartier.

L'ordre du jour étant épuisé, la séance est levée.

SÉANCE DU 24 JUIN 1899

Étaient présents : MM. Gélinet, sous-préfet, *président* ; Levère, Bourrié, Gilis, Guy, Puel, Guilhaumon et Becq.

Construction d'un groupe scolaire

Le Conseil d'hygiène, considérant que le projet présenté remplit toutes les conditions exigées pour que les enfants soient dans les meilleures conditions d'hygiène possibles ; considérant que l'école sera éloignée de tout établissement insalubre ou incommode et à plus de trois cents mètres du cimetière, est d'avis qu'il y a lieu d'approuver le projet.

COMMUNE DE PUISSALICON

Adduction d'eau

Le Conseil prend connaissance d'un projet présenté par la commune de Puissalicon, en vue de donner au village la quantité d'eau nécessaire pour obtenir la propreté des rues, le nettoyage des égouts et l'entretien de la vaisselle vinaire, etc.

Il remarque que c'est le projet déjà présenté en 1897, avec cette différence que, cette fois, l'eau amenée ne doit pas servir à l'alimentation en eau potable.

Le Conseil, considérant qu'il eût été préférable de faire un nouveau forage dans les conditions indiquées par le Conseil d'hygiène de 1897, et grâce auquel on eût peut-être trouvé de l'eau potable, maintient les conclusions de son premier rapport.

Dans le cas où l'autorité supérieure adopterait le projet tel qu'il est, il émet l'avis qu'à toutes les prises d'eau une inscription devra indiquer à la population que l'eau n'est pas potable.

COMMUNE DE BÉZIERS

Fièvre typhoïde

M. *le docteur Levère* signale plusieurs cas de fièvre typhoïde en ville, et les attribue aux émanations provenant de certains égouts et en particulier du ruisseau de St-Antoine.

Le Conseil, après avoir pris connaissance des explications données par la municipalité de Béziers au sujet de ce ruisseau, émet le vœu que les négociations entreprises avec les propriétaires aboutissent au plus tôt, pour faire disparaître cette cause d'infection, qui a provoqué des réclamations légitimes de la population.

L'ordre du jour étant épuisé, la séance est levée.

SÉANCE DU 5 SEPTEMBRE 1899

Etaient présents: MM. Levère, *vice-président* ; Sicard, Guy, Gilis, Guilhaumon, Coulouma et Bourrié.

COMMUNE DE SÉRIGNAN

Projet de construction d'un aqueduc sur le canal d'amenée de la prise d'eau de l'Orb.

Il est soumis au Conseil le dossier concernant le projet de construction d'un aqueduc sur le canal d'amenée de la prise d'eau de l'Orb.

Le Conseil, après examen des pièces de ce dossier, donne un avis favorable sur le projet dont il s'agit, aux conditions contenues dans l'avis du commissaire enquêteur.

COMMUNE DE SÉRIGNAN

Tuerie d'animaux de boucherie du sieur Barbel (Louis)

Le Conseil, après examen des pièces du dossier, considérant que la tuerie dont il s'agit sera située en dehors du village, émet l'avis que la demande du sieur Barbel (Louis), tendant à obtenir l'autorisation d'établir une tuerie d'animaux de boucherie sur le territoire de la commune de Sérignan, section I, n° 536 du plan cadastral, peut être accueillie favorablement.

COMMUNE DE SÉRIGNAN

Tuerie d'animaux de boucherie du sieur Fauré (François)

Le Conseil, après examen des pièces du dossier, considérant que la tuerie dont il s'agit sera située en dehors du village, émet l'avis que la demande du sieur Fauré (François), tendant à obtenir l'autorisation d'établir une tuerie d'animaux de boucherie sur le territoire de la commune de Sérignan, section I, n° 653 du plan cadastral, peut être accueillie favorablement.

COMMUNE DE SÉRIGNAN

Tuerie d'animaux de boucherie du sieur Oullié (Jean)

Le Conseil, après examen des pièces du dossier, considérant que la tuerie dont il s'agit existe déjà au centre du village où les eaux sales et les matières déversées sur la voie publique sont un danger pour la santé des habitants, émet l'avis que le sieur Oullié (Jean) doit être invité à transporter sa tuerie à l'extérieur de Sérignan.

COMMUNE DE SÉRIGNAN

Tuerie d'animaux de boucherie de la dame Iché (Jeanne), veuve Massebiau.

Le Conseil, après avoir pris connaissance des pièces du dossier, considérant que la tuerie dont il s'agit existe déjà dans l'intérieur de Sérignan, où elle ne remplit pas les conditions d'hygiène voulues, est d'avis qu'il y a lieu d'inviter la pétitionnaire à désigner un autre emplacement à l'extérieur du village.

COMMUNE DE SÉRIGNAN

Atelier de salaisons du sieur Izard (Joseph)

Le Conseil, après examen des pièces qui composent le dossier relatif à l'atelier de salaisons à établir à Valras-la-Plage, commune de Sérignan, émet un avis favorable, tendant à ce que la demande du sieur Izard (Joseph) soit accueillie.

COMMUNE DE COLOMBIERS

Champ de voirie avec atelier d'équarrissage et fabrique d'engrais animalisés du sieur Bonafoux.

Le Conseil, après avoir examiné les réclamations fondées qui se sont élevées dans les communes de Colombiers, Béziers, Nissan et Lespignan, contre la création de l'établissement projeté, et considérant que l'avis des maires de Montady, Poilhes et Vendres, n'est favorable qu'en raison de l'éloignement de ces communes de l'atelier dont il s'agit ;

Considérant que ledit établissement qui, aux termes d'une délibération du Conseil municipal de Colombiers, en date du 30 août 1899, serait une cause d'infection pour le village, dont il n'est éloigné que de 1500 mètres environ, et serait un danger pour la santé publique, est d'avis que la demande du sieur Bonafoux, tendant à obtenir l'autorisation d'établir un champ de voirie avec atelier d'équarrissage et fabrique d'engrais animalisés, sur le territoire de la commune de Colombiers, n°s 266 et 269 de la section B du plan cadastral, doit être rejetée.

L'ordre du jour étant épuisé, la séance est levée.

***

SÉANCE DU 14 OCTOBRE 1899

Étaient présents : MM. Gélinet, sous-préfet, *président* ; Conlouma, Gilis, Guilhaumon, Bourrié, Puel et Becq.

COMMUNE DE MURVIEL-LÈS-BÉZIERS

Projet d'agrandissement du cimetière

Le Président soumet au Conseil le projet d'agrandissement du cimetière de Murviel-lès-Béziers.

Le Conseil ;

Vu les pièces du projet ;

Étant donné que le terrain à annexer au cimetière, pour servir à son agrandissement, est éloigné de plus de 300 mètres des dernières habitations ;

Donne un avis favorable au projet d'agrandissement de la dite commune.

COMMUNE DE VIAS

Éclairage de Vias à l'acétylène

Le Conseil, considérant que l'usine pour la fabrication de l'acétylène est éloignée de toute habitation, donne un avis favorable.

COMMUNE DE POMÉROLS

Adduction d'eau

Le Conseil, après examen des différentes pièces du dossier ;

Considérant que, d'après les renseignements recueillis, la nappe d'eau souterraine qui alimente le puits Lagriffoul, est la seule qui peut être utilisée pour l'alimentation du village de Pomérols ;

Considérant que cette alimentation n'est assurée que par trois puits communaux, qui sont insuffisants, et qu'il est nécessaire de nettoyer les rues ;

Considérant enfin que, d'après l'analyse faite à l'Institut Bouisson-Bertrand, l'eau du puits Lagriffoul est, au point de vue bactériologique, d'une suffisante pureté ; déclare que le projet peut être accepté ; mais croit, néanmoins, devoir faire des réserves en raison de l'excessive minéralisation de l'eau, qui contient des nitrates (31) et des sulfates dans une proportion considérable, et en raison du degré hydrotimétrique élevé (41°).

COMMUNE DE BÉZIERS

Salubrité publique

Le Président fait part au Conseil des plaintes réitérées qu'il a reçues au sujet de l'état de malpropreté de l'escalier et du chemin qui, sur la rive droite de l'Orb, entre les deux ponts, conduit à la rivière.

Il a constaté lui-même que cet escalier et ce chemin, le long de la Brasserie Générale du Midi, sont devenus de véritables latrines publiques, qui répandent les plus mauvaises odeurs, et qui interceptent même la circulation.

Le Conseil est d'avis que, la police étant impuissante à surveiller constamment ces points, il conviendrait de les faire nettoyer plus souvent et d'y installer des latrines publiques avec cette inscription : « Défense au public de faire ou de déposer des ordures aux abords des latrines. »

Le président soumettra ce vœu à M. le Maire de Béziers.

L'ordre du jour étant épuisé, la séance est levée.

<hr>

SÉANCE DU 20 NOVEMBRE 1899

Etaient présents : MM. Gélinet, sous-préfet, *président*; Levère, Sicard, Guy, Gilis, Crozals, Tarrieux, Coulouma et Puel.

Absent excusé : M. Bajard.

<hr>

VILLE DE BÉZIERS

Epidémie de fièvre typhoïde

Le Sous-Préfet, président, expose qu'il a réuni le Conseil d'hygiène pour le consulter sur les mesures à prendre en présence du nombre considérable de cas de fièvre typhoïde signalés à Béziers, et paraissant constituer une véritable épidémie.

M. *le docteur Sicard*, tant comme médecin des épidémies, chargé par M. le Sous-Préfet de faire une enquête sur cette question, que comme premier adjoint au maire, croit devoir présenter quelques observations à ce sujet :

A son avis les faits ont été exagérés et l'opinion publique s'est alarmée trop rapidement. Cela tient surtout à ce que, à des intervalles très rapprochés, des cas se sont montrés dans deux familles très honorablement connues en ville et y ayant de très nombreuses relations.

Le nombre des cas de fièvre typhoïde observés ces temps derniers à Béziers, ville, ne sont pas plus nombreux cette année que ce qu'ils étaient l'année dernière, à pareille époque. Les médecins les plus occupés d'habitude n'ont pas, en effet, actuellement, un nombre de malades plus considérable que l'an dernier ; l'automne étant du reste une saison favorable à l'éclosion et à la dissémination du germe typhique, l'hôpital, qui dans une agglomération importante donne l'étiage d'une épidémie, a présenté les chiffres suivants de typhiques :

Soit du 1ᵉʳ septembre au 20 novembre 1898.

Soit du 1ᵉʳ — au 20 — 1899.

Du 1ᵉʳ septembre au 20 novembre 1898 : 28 cas, dont 20 de Béziers.

Du 1er septembre au 20 novembre 1899 : 12 cas, dont 10 de Béziers.

Il y a donc eu à Béziers, cette année, dans la période correspondante à celle de l'année dernière, et s'étendant du 1er septembre au 20 novembre, la moitié moins de typhiques que l'année dernière, entrés à l'Hôtel-Dieu.

Certaines personnes ont voulu donner aux cas de fièvre typhoïde observés en ce moment une origine hydrique et, notamment, incriminer l'eau provenant des puits en rivière creusés au moulin de Bagnols. L'eau provenant de l'usine Cordier a été analysée à l'Institut Bouisson-Bertrand, de Montpellier, lors du forage des puits ; l'analyse a été négative au point de vue de la présence du bacille d'Eberth.

Quant à l'eau provenant de l'usine de Carlet, elle a été analysée à plusieurs reprises et toujours les résultats, au point de vue de ce même contage, ont été négatifs.

D'une part, l'alimentation d'eau potable de Béziers se fait sur ces deux points au moyen d'une eau qui traverse des galeries filtrantes naturelles d'une épaisseur moyenne de neuf mètres, d'un sable très fin ; d'autre part, si les cas de fièvre typhoïde étaient dus à l'eau ingérée par les habitants de la ville, ce ne serait pas sur 20, 30 ou 50 cas que porterait la contagion, mais sur des centaines de malades, étant donné l'importance de la population (55.000 habitants environ.)

La rivière de l'Orb, qui roule 3 mètres cubes à la
seconde aux plus bas étiages, parcourt depuis Bédarieux (commune importante qui seule est traversée par
larivière avant son passage à Béziers) environ 45 kilom-
mètres ; en admettant qu'elle soit polluée en cet endroit,
les matières organiques végétales, les bactéries, elles
aussi, ont le temps de s'oxyder et de se détruire dans
ce long parcours, au contact de l'oxygène de l'air et du
soleil. Du reste, toute la région est depuis quelques
mois infectée de germes typhiques, et les pluies ou
l'état hygrométrique de l'atmosphère que cette région
a présenté ces temps derniers d'une façon anormale
n'ont pas peu contribué à les disséminer.

Montpellier, Cette, Agde, les villages de la ban-
lieue immédiate de Béziers, Corneilhan, Boujan,
Servian, etc., etc., sont remplis de maladies de ce
genre ; rien d'étonnant à ce que cette constitution
médicale fâcheuse ait eu son retentissement dans
notre ville.

Ceci dit, il convient de redoubler d'activité et de
vigilance en ce qui concerne les mesures sanitaires à
prendre, en vue d'assainir le plus possible les rues et
boulevards de la ville, et d'obliger ses habitants à se
conformer aux règles élémentaires d'une hygiène à
laquelle ils ont, depuis très longtemps, la funeste
habitude de se soustraire.

Des ordres ont été donnés pour que M. le Commissaire central veille à la stricte application des arrêtés
municipaux, anciens ou récents, notamment en ce qui

concerne le jet des ordures sur la voie publique après le passage des tombereaux, le lavage des ruisseaux aux heures fixées, le cardage des matelas sur certains points déterminés de la ville, le jet des matières fécales, solides ou liquides, par les fenêtres, etc., etc.

Une équipe de désinfection a été organisée pour aller, à domicile, assainir les appartements occupés par les malades signalés par MM. les médecins. Ceux-ci ont, d'ailleurs, la charge morale d'indiquer aux familles les précautions à prendre pendant la maladie, et les antiseptiques à employer pour détruire le contage dans les matières fécales (seul véhicule, ou à peu près, dans l'espèce, des germes typhiques), le rôle de l'équipe de désinfection ne commençant que lorsque le malade est en convalescence.

Enfin, une nouvelle analyse des eaux de Béziers a été demandée à l'Institut de Montpellier, subventionné par la ville à cet effet.

Le docteur Sicard ajoute qu'à son avis il conviendrait de hâter la construction d'un réseau complet d'égouts avec grand collecteur et chasses d'eau suffisantes, aménagées sur le parcours de ce réseau ; cette transformation nécessitant une grosse dépense (trois millions environ) et des combinaisons financières assez longues à préparer, il serait bon, en attendant, de suspendre les autorisations de conduire les matières fécales aux égouts voisins, données depuis quelque temps aux propriétaires qui font édifier des maisons neuves.

Le Sous-Préfet, président, dit que les renseignements donnés par M. le docteur Sicard sont évidemment rassurants; qu'ils sont, du reste, confirmés par M. le médecin-major Tarrieux, qui déclare n'avoir pas constaté parmi les malades militaires plus de cas de fièvre typhoïde que les années précédentes; mais, s'il est vrai que cette maladie n'a pas un caractère plus grave que dans les villes et les villages voisins, il n'en convient pas moins de chercher à améliorer cette situation sanitaire, moins bonne certainement que dans la plupart des autres villes de France. Il regrette que, malgré plusieurs invitations pressantes, les médecins ne fassent pas les déclarations prescrites pour les maladies épidémiques et contagieuses; ces déclarations faciliteraient la tâche de l'administration et permettraient d'exercer une surveillance active sur les points contaminés.

Il prie instamment le Conseil de vouloir bien lui indiquer les mesures les plus propres à assurer l'observation des règles hygiéniques à Béziers.

Après un échange d'observations, le Conseil émet les vœux suivants:

1° Que pour chaque maison il y ait, comme à Paris, et dans les principales villes de France, des récipients dans lesquels les locataires déposeraient les détritus et ordures qui, jusqu'à présent, éparpillés par le vent, les passants ou les chiens, obstruent la voie publique. Ces récipients seront placés devant les maisons le matin, à une heure qui sera fixée par la municipalité.

2° Que les ordures soient enlevées plus tôt, le matin, et, en tout cas, jamais après neuf heures.

3° Qu'à la bouche de chaque égout il soit établi un siphon.

4° Que le système du tout à l'égout ne soit autorisé, dorénavant, que lorsqu'il aura été construit un égout collecteur avec chasses d'eau.

Aucun membre du Conseil d'hygiène n'ayant d'autres observations à présenter et l'ordre du jour étant épuisé, la séance est levée.

CONSEIL D'HYGIÈNE

DE L'ARRONDISSEMENT DE LODÈVE

SÉANCE DU 7 AOUT 1899

Etaient présents : MM. Sabail, sous-préfet, *président*; Rouquette, Seyvon, Vitalis, Manuel, Orssaud, Segondy.

COMMUNE DE JONQUIÈRES

Alimentation d'eau

M. *le Président* place sous les yeux du Conseil le dossier du projet d'alimentation du village de Jonquières en eau potable et invite l'Assemblée à émettre son avis.

Le Conseil ;

Considérant que le procès-verbal d'analyse de l'eau, faite par M. le Directeur de l'Institut Bouisson-Bertrand, fait connaître que cette eau doit être considérée comme une eau potable ;

Considérant que les dispositions du projet paraissent de nature à assurer l'alimentation du village avec toutes les conditions hygiéniques désirables ;

Emet un avis favorable à l'exécution du projet d'alimentation du village de Jonquières en eau potable.

COMMUNE DE SAINT-ÉTIENNE-DE-GOURGAS
(HAMEAU DE GOURGAS-LE-HAUT)

Alimentation d'eau

M. *le Président* dépose ensuite sur le bureau le projet de construction d'une conduite d'eau, pour l'alimentation des habitants du hameau de Gourgas-le-Haut, dans la commune de Saint-Etienne-de-Gourgas, et donne lecture du procès-verbal d'analyse de l'eau et du questionnaire dressé en exécution de la circulaire ministérielle du 23 juillet 1892.

Il invite ensuite l'Assemblée à donner son avis sur ce projet.

Le Conseil ;

Considérant que les habitants de Gourgas sont alimentés jusqu'ici par un canal à découvert qui reçoit les eaux d'arrosage des prairies ;

Que cette situation est contraire aux règles les plus élémentaires de l'hygiène ;

Considérant que les conclusions du procès-verbal d'analyse indiquent que l'eau, destinée à l'alimentation du hameau de Gourgas-le-Haut, est très pure au point de vue chimique et au point de vue bactériologique ;

Emet un avis favorable à l'approbation du projet de

construction d'une conduite d'eau pour l'alimentation du hameau de Gourgas-le-Haut, dans la commune de Saint-Etienne de-Gourgas.

L'ordre du jour étant épuisé, la séance est levée.

***

SÉANCE DU 22 NOVEMBRE 1899

***

Etaient présents : MM. Sabail, sous-préfet, *président* ; Rouquette, Kawalerski, Vitalis, Manuel, Orssaud.

Atelier d'équarrissage et fabrique d'engrais.
Le sieur Recoules.

M. *le Président* soumet au Conseil la demande du sieur Recoules (Mathieu), tendant à obtenir l'autorisation d'établir un atelier d'équarrissage, avec fabrique d'engrais, sur le territoire de la commune de Clermont-l'Hérault, parcelle n° 27^p de la section C du plan cadastral, dite Saint-Cist.

Il donne en même temps connaissance des résultats de l'enquête ouverte sur cette demande.

Le Conseil ;

Considérant que la demande du sieur Recoules a soulevé de nombreuses réclamations dans les communes de Clermont-l'Hérault et de Lacoste ;

Que les maires de ces communes et celui de Liausson ont émis des avis défavorables à l'autorisation sollicitée;

Est d'avis qu'il y a lieu de refuser au sieur Recoules l'autorisation d'établir un atelier d'équarrissage, avec fabrique d'engrais, sur la parcelle n° 27ᵖ de la section C du plan cadastral de Clermont-l'Hérault.

Tuerie d'animaux de boucherie.
Le sieur Aussel.

M. *le Président* prie le Conseil d'émettre son avis sur la demande du sieur Aussel (Benjamin), boucher à Gignac, tendant à obtenir l'autorisation d'établir une tuerie d'animaux de boucherie sur le territoire de cette commune, parcelle n° 532 de la section A du plan cadastral.

Le Conseil ;

Vu la demande du sieur Aussel ;

Vu le plan des lieux ;

Vu les résultats de l'enquête et l'avis de M. le Maire de Gignac ;

Considérant que les voisins de la parcelle n° 532 s'opposent à l'établissement de la tuerie projetée ;

Émet l'avis qu'il n'y a pas lieu d'autoriser le sieur Aussel à établir une tuerie d'animaux de boucherie sur la parcelle n° 532 de la section A du plan cadastral de Gignac.

Atelier d'équarrissage et fabrique d'engrais.
Le sieur Milhau (Marius).

M. *le Président* soumet au Conseil le dossier de la

demande présentée par le sieur Milhau (Marius), en vue d'établir, sur le territoire de la commune de Clermont l'Hérault, parcelle n° 346 de la section E du plan cadastral, une fabrique d'engrais et un atelier d'équarrissage.

Le Conseil ;

Vu la demande du sieur Milhau et les résultats de de l'enquête ;

Considérant qu'il ne s'est produit qu'une seule protestation contre cette demande ;

Que l'emplacement choisi est éloigné des habitations et qu'il existe, d'ailleurs, sur une propriété voisine un établissement du même genre ;

Est d'avis qu'il y a lieu d'autoriser le sieur Milhau (Marius) aux fins de sa demande.

Éclairage de l'église de Saint-Pargoire par le gaz acétylène.

M. *le Président* communique ensuite à l'Assemblée la demande présentée par M. le Président du Conseil de fabrique de l'église de St-Pargoire, à l'effet d'être autorisé à installer un appareil pour l'éclairage de l'église par le gaz acétylène.

Le Conseil ;

Vu la demande de M. le Président du Conseil de fabrique de l'église de |St-Pargoire ;

Vu le plan de l'église indiquant l'emplacement du générateur d'acétylène ;

Vu l'avis favorable du Conseil municipal de Saint-Pargoire ;

Considérant que, le générateur de gaz acétylène étant situé en dehors de l'église, il ne paraît pas y avoir danger pour la sécurité publique ;

Est d'avis qu'il y a lieu d'autoriser la fabrique de l'église de Saint-Pargoire à installer un appareil pour l'éclairage de cet édifice par le gaz acétylène.

L'ordre du jour étant épuisé, la séance est levée.

CONSEIL D'HYGIÈNE

DE L'ARRONDISSEMENT DE SAINT-PONS

SÉANCE DU 15 AVRIL 1899

Étaient présents : MM. Casta, sous-préfet, *président*; Arcangel, Bourdel, Sahuc et Trassy.

COMMUNE DE FERRALS-LES-MONTAGNES

Projet d'adduction d'eau

M. *le Président* dépose sur le bureau le dossier relatif à l'établissement d'une conduite d'eau, pour alimenter le village de Ferrals et le hameau de Campredon, au moyen du captage d'une partie des eaux de la source de la Cesse.

Le Conseil ;

Vu le plan des lieux ;

Vu le rapport explicatif de l'architecte, auteur du projet, et les pièces du dossier ;

Considérant que la commune de Ferrals et le hameau de Campredon se trouvent privés d'eau potable en temps de sécheresse ;

Que le projet présenté aura pour résultat de mettre fin à cette fâcheuse situation ;

Considérant que l'analyse des eaux, tant au point de vue chimique qu'au point de vue bactériologique, a démontré qu'elle est très pure, suffisamment aérée et sans inconvénients pour la santé publique;

Emet un avis favorable à l'exécution des travaux projetés.

L'ordre du jour étant épuisé, la séance est levée.

SÉANCE DU 11 NOVEMBRE 1899

Étaient présents : MM. Casta, sous-préfet, *président*; Arcangel, Bourdel, Sahuc et Trassy.

COMMUNE DE CÉBAZAN

Exhaussement du sol du cimetière

Pour remédier à l'inconvénient de l'envahissement des fosses communes du cimetière de Cébazan par les eaux, qui s'y rencontrent à une profondeur de 1^{m}40 environ, la municipalité a projeté des travaux d'exhaussement du sol de ce cimetière, dans la partie réservée aux sépultures communes, au moyen d'un transport de terre végétale, empruntée à une parcelle de terrain voisine.

L'exhaussement prévu, à une hauteur moyenne de

0^m70, sera effectué suivant les indications du plan approuvé le 26 octobre 1884, plan qui fut dressé lors de la translation du cimetière actuel.

La hauteur de l'exhaussement du sol paraissant plus que suffisante pour remédier à l'inconvénient signalé, et l'emplacement du cimetière étant, d'ailleurs, convenablement situé par rapport au village,

Le Conseil donne un avis favorable à l'exécution des travaux d'exhaussement de ce cimetière.

L'ordre du jour étant épuisé, la séance est levée,

CONSEIL DÉPARTEMENTAL

D'HYGIÈNE PUBLIQUE ET DE SALUBRITÉ

Présidence de M. Mairet, *vice-président.*

Étaient présents : MM. Mairet, Baumel, Czernicki, Espagne, Glaize, Hamelin, Leenhardt, Pezet, Pourquier et Sallèles.

Absents excusés : MM. Blanc, Marès, Massol et Vernière.

M. *Sallèles* donne lecture du procès-verbal de la dernière séance, qui est adopté.

M. *Czernicki* donne lecture du rapport suivant :

Transport à l'étuve à désinfection des effets et objets contaminés.

Dans la dernière séance, M. Pezet a attiré l'attention du Conseil sur la façon dont s'opérait le transport à l'étuve à désinfection de l'Hôpital Suburbain des effets et objets contaminés, provenant de la ville et surtout des localités environnantes. Les quelques faits signalés par notre collègue ont paru constituer une si grave infraction aux règles les plus élémentaires de l'hygiène, que le Conseil a nommé immédiatement une Commission composée de MM. Pezet, Guibal et Czernicki, avec mission de faire une enquête et de rechercher les remèdes à apporter à l'état de choses signalé.

J'ai l'honneur de vous soumettre le résultat de nos recherches.

L'étuve fixe Geneste et Herscher, installée à l'Hôpital Suburbain, est destinée, comme vous le savez, à pratiquer, non-seulement la désinfection de tous objets provenant de cet établissement, mais aussi celle des effets de tout genre ou objets de litterie ayant été en contact avec des personnes atteintes de maladies contagieuses et soignées en ville.

Le service de ces transports dans l'intérieur de Montpellier est théoriquement bien organisé : la personne qui a des objets à désinfecter en avise le service compétent. Celui-ci envoie au domicile indiqué une voiture spéciale, exclusivement réservée aux objets contaminés et qui les apporte à l'étuve. Après les opérations de désinfection, une seconde voiture, ne servant qu'à cet usage, rapporte les objets désinfectés.

Tout serait pour le mieux, si les choses se passaient toujours de la sorte. Il n'en est malheureusement pas ainsi.

De l'enquête à laquelle nous nous sommes livrés, il résulte que l'étuve reçoit, en grande quantité, des objets contaminés, qui sont apportés sans aucune précaution par les habitants.

De ceux-ci, les uns, et ce sont les moins dangereux, arrivent avec une voiture particulière, char, charrette ou voiture à bras, et s'en vont, comme ils sont venus, remettant les objets désinfectés dans le même véhicule. D'autres, qu'il importe de signaler, ne craignent pas de se servir de voitures publiques, fiacres ou tramways, pour transporter ce qu'ils veulent faire désinfecter. Ces faits sont absolument certains. Il nous semble inutile d'insister sur les graves dangers de dissémination de germes que fait courir l'introduction de draps, effets d'habillement, couvertures, etc., provenant d'un malade contagieux, dans une voiture où viennent prendre place simultanément, s'il s'agit du tramway, ou peu d'instants après, s'il s'agit d'une voiture de place, des personnes indemnes et ignorantes des dangers auxquels elles sont exposées.

De semblables pratiques ne peuvent être tolérées.

Mais il en est d'autres, tout aussi graves et presque aussi fréquentes.

Nous voulons parler du transport par chemin de fer des objets à désinfecter.

Un exemple :

Il y a quelques jours à peine, est arrivé, par chemin de fer, un lot d'objets d'une capacité de deux mètres cubes environ, souillés par des germes dangereux et que le service de la désinfection a fait enlever, en gare, par sa voiture *ad hoc*. Il se passe peu de semaines, nous dit-on, que des faits de ce genre ne se produisent, et c'est aujourd'hui, pour les intéressés, devenu une pratique considérée comme normale et parfaitement juste, d'expédier ou faire prendre au chemin de fer des objets suspects ou contaminés, ayant voyagé sans aucune déclaration ni précaution.

Voilà le mal, Messieurs; il est grand surtout par ses conséquences possibles et tout à fait indigne, permettez-moi d'ajouter, d'une ville éclairée, soucieuse de la santé publique.

Quel remède y apporter ?

L'administration des chemins de fer, représentée par M. le Chef de gare de Montpellier, nous a déclaré être complètement désarmée et impuissante pour mettre un terme à des pratiques qui font cependant courir de graves dangers à son personnel.

De par le cahier des charges, elle est tenue d'accepter et de transporter tout colis dont un voyageur peut se faire suivre, ou qui est expédié par une gare quelconque, si ce colis ne rentre pas dans une catégorie, très restreinte, exigeant des précautions ou des tarifs spéciaux.

Un moyen sûr, efficace et conforme aux règlements, d'empêcher ce dangereux trafic serait :

Premièrement, de faire porter à la connaissance des populations, par la voie administrative, qu'il est interdit d'expédier par chemin de fer des objets ou substances contaminées destinés à subir, à Montpellier ou dans toute autre ville, les opérations de la désinfection ;

Secondement, d'obtenir du service des désinfections qu'il ne fasse plus prendre en gare les objets de cette nature.

Cette mesure très radicale peut paraître sévère : elle nous semble tout simplement juste et de la plus élémentaire prudence, car elle répond à ce principe d'hygiène publique, que l'objet suspect doit être, autant que possible, détruit ou désinfecté sur place et ne doit pas être transporté au loin, au risque de contaminer des localités ou des personnes jusque-là indemnes. Un seul exemple suffira, je pense, pour convaincre des esprits qui, en cette matière, se laisseraient guider par un libéralisme mal compris et dangereux. — Qu'une épidémie de choléra éclate, comme cela s'est déjà vu, dans une commune suburbaine ; qu'un cas de maladie exotique soit importé dans un port de mer voisin ; laissera-t-on les objets souillés par les malades entrer dans Montpellier, au risque d'infecter la ville ?

Une mesure prohibitive, d'une nécessité évidente pour tout le monde, dans un cas de ce genre, ne l'est pas moins pour les maladies contagieuses de nos climats, qu'on ne parviendra à éteindre ou à restreindre qu'en détruisant autant que possible leurs germes sur place.

Pour la ville, la solution n'est pas nécessairement aussi radicale. Il y aurait lieu de demander que l'étuve ne reçoive : 1° que les objets apportés par les voitures de son service ; 2° ceux transportés sur une

voiture privée, propriété de la personne intéressée,
ou apportés à la main. En dehors de ces deux cas, le
personnel de l'étuve devrait avoir l'ordre de n'accepter aucun objet lui arrivant par d'autres voies.

Ces solutions, que nous soumettons aux lumières
de nos collègues, en souhaitant une discussion qui
aura pour effet de les modifier heureusement, de les
compléter ou d'en susciter de meilleures, pourraient
se résumer dans le vœu suivant :

1° Le Conseil d'hygiène et de salubrité du département de l'Hérault émet le vœu : que, par voie administrative, il soit porté à la connaissance des populations que le transport par chemin de fer d'objets à
désinfecter est interdit, à raison du danger qui en
résulte de dissémination de maladies contagieuses, et
que ces objets ne seront plus reçus à l'étuve de Montpellier. Toutefois, le transport de ces objets et leur
réception à l'étuve seront autorisés, si ce transport a
lieu au moyen de récipients spéciaux, d'un modèle indiqué ;

2° Que ne soient admis à la désinfection que les effets
apportés par la voiture de l'administration ou par des
voitures privées, à la condition que ces dernières subissent, après déchargement, un assainissement opéré par
le personnel de l'étuve ;

3° Qu'il soit recommandé au personnel du tramway
faisant le service de l'Hôpital Suburbain de ne pas
admettre, dans les voitures, des paquets d'effets, ballots
de linge, oreillers, couvertures, dont les apparences

éveilleraient des doutes sur leur salubrité, ces objets
pouvant être justement considérés comme destinés à
la désinfection, en raison de la direction qui leur est
donnée ;

4° Que les communes soient engagées à faire l'acquisition de sacs en toile à voile, d'un tissu solide et
serré, destinés au transport des objets à désinfecter. Il
serait bon d'en avoir au moins deux paires, de dimensions différentes : une paire pouvant contenir un
matelas avec toute la literie correspondante, oreillers,
traversins, couvertures, etc., et une paire de moin-
dres dimensions, dont chaque sac pourrait contenir
des effets d'habillement, linge, etc...

Ces sacs seraient mis à la disposition des habitants qui voudraient envoyer des objets à désinfecter
à l'étuve. Ils seraient désinfectés en même temps que
leur contenu et reviendraient, par conséquent, assainis
à la mairie et en état d'être immédiatement remis en
usage.

Les propositions présentées par M. *Czernicki*, au
nom de la Commission, mises aux voix, sont adoptées
à l'unanimité.

Scierie mécanique
Le sieur Olier jeune

M. *Pezet* propose au Conseil d'émettre, sous les
réserves d'usage, un avis favorable sur la demande
présentée par le sieur Olier jeune, à l'effet d'être autorisé à établir une scierie mécanique, sur le territoire

de la commune de Montpellier, au lieu dit Bellevue, chemin de Maurin.

Adopté.

Fabrique d'engrais animalisés
Le sieur Vieu (Pierre)

M. *Glaize* fait connaître au Conseil que le projet présenté par le sieur Vieu (Pierre), à l'effet d'être autorisé à établir une fabrique d'engrais animalisés, sur le territoire de la commune de Béziers, section E, parcelle n° 692 du plan cadastral, a soulevé de nombreuses et énergiques protestations ; que le Conseil d'hygiène de l'arrondissement a proposé le rejet de cette demande, en vue de ne pas augmenter les inconvénients résultant pour le voisinage, qui a déjà à souffrir de l'agglomération de plusieurs usines du même genre, et que, dans ces conditions, il croit devoir prier le Conseil d'émettre un avis défavorable au sujet de cette demande.

Adopté.

Fabriques d'acétylène gazeux

M. *Hamelin* propose au Conseil d'émettre, sous les réserves et conditions imposées aux établissements de ce genre, des avis favorables sur les demandes d'installation de fabriques d'acétylène gazeux présentées :

1° Par M. le Curé de Cournonterral, en vue de l'éclairage de l'église de cette commune ;

2° Par le sieur Cantegril, en vue de l'éclairage de son domaine de Candillargues et de ses dépendances ;

3° Par le sieur Villeneuve, en vue de l'éclairage de son établissement, sur les bords du Lez, à Montpellier ;

4° Par la dame veuve Calvet, en vue de l'éclairage de son établissement, à Fabrègues ;

5° Par le sieur Dumas, en vue de l'éclairage de son établissement, à Cournonterral ;

6° Par les sieurs Brunel, Estève et Fabre, en vue de l'éclairage de leurs immeubles, à Castries ;

7° Par les sieurs Hamelin frères, en vue de l'éclairage de leur imprimerie, à Montpellier.

Adopté.

Vacheries

M. *Pourquier* propose au Conseil d'émettre, sous les réserves et conditions d'usage, des avis favorables sur les demandes présentées : 1° par le sieur Boiral, en vue d'être autorisé à établir une vacherie à Montpellier, rue Lunaret, 28 ; 2° par le sieur Sibué, en vue d'être autorisé à établir une vacherie, dans le domaine de Rondelet, situé sur le territoire de la commune de Lattes.

Adopté.

Au nom de M. *Massol*, empêché d'assister à la séance, M. *Sallèles* donne lecture des rapports suivants :

Projet d'élévation et de distribution d'eau

Il résulte des documents contenus dans le dossier que le projet ne s'applique qu'à l'assainissement des rues, et que *l'eau à utiliser* étant impropre à l'alimentation, ainsi qu'il résulte d'une analyse chimique et bactériologique, elle ne pourra, en aucun cas, être utilisée comme eau potable.

Je me rallie vivement à l'opinion de M. l'Ingénieur en chef du département, qui estime que le projet devrait être plus étendu, et qu'il serait préférable que l'eau à distribuer pût servir à tous les usages.

Je regrette personnellement de n'avoir pu prendre connaissance des analyses faites, afin d'apprécier la valeur de l'eau du puits à utiliser, et rechercher s'il ne serait pas possible de l'améliorer.

Il serait, en outre, nécessaire de comparer la composition chimique et bactériologique :

1° De l'eau de la fontaine publique ;

2° De l'eau des puits privés ;

3° De l'eau du puits communal à utiliser.

Je crois que ces documents et un examen de la position topographique des lieux pourrait permettre au Conseil d'hygiène de formuler un avis motivé et, peut-être, de trouver une solution plus favorable aux intérêts même de la commune de Vias.

Adopté.

Alimentation d'eau

Il résulte de l'examen du dossier que la ville de Servian est alimentée en eau par trois puits, et que le projet consiste à utiliser une eau provenant des couches souterraines et captée dans une galerie creusée dans le sol. L'analyse chimique et l'examen bactériologique ont montré que cette eau était de beaucoup supérieure à celle des trois puits. Il me suffira de citer le degré hydrotimétrique total, qui est de 64, 80 et 102 pour les puits, et de 45 pour l'eau de la galerie.

Je signalerai également au Conseil d'hygiène une lettre de M. de Rouville, doyen honoraire de la Faculté des sciences, qui fournit des indications sur l'origine géologique de l'eau captée dans la nouvelle galerie et qui termine en disant : « On ne saurait donc trouver des garanties meilleures d'eau abondante et pure. »

En conséquence, j'ai l'honneur de proposer au Conseil d'émettre un avis favorable au projet qui lui est soumis.

Adopté.

M. *Sallèles* donne lecture des rapports suivants:

Atelier de salaison
Les sieurs Granier et fils

Les sieurs Granier et fils se sont mis en instance auprès de M. le Préfet, en vue d'être autorisés à établir un atelier de salaisons à Cette, quai de la Ville, n° 39.

L'enquête à laquelle il a été procédé, suivant arrêté préfectoral du 12 décembre dernier, a soulevé un certain nombre de protestations, faisant ressortir les inconvénients résultant pour le voisinage des mauvaises odeurs qui se dégagent des dits ateliers.

M. le Maire de Cette, commissaire enquêteur, fait observer que le point du quai de la Ville sur lequel doit être établi l'atelier dont il s'agit est depuis longtemps affecté à l'industrie de la salaison du poisson ; que l'atelier projeté est voisin d'autres ateliers établis depuis de très longues années, et qu'il n'y a aucun motif pour refuser aux pétitionnaires l'autorisation qu'ils sollicitent.

Dans ces conditions, j'ai l'honneur de vous proposer, Messieurs, de vouloir bien, adoptant la proposition du maire de Cette, émettre un avis favorable sur la demande dont il s'agit, sous les réserves des conditions réglementaires qui sont de nature à atténuer, à peu près complètement, les inconvénients qui ont motivé les protestations.

Adopté.

Distilleries de plantes aromatiques à Vacquières
Les sieurs Nouvel et Planque

Deux distilleries de plantes aromatiques fonctionnaient sur le territoire de la commune de Vacquières, et l'administration n'en a été informée que par une plainte d'un habitant de cette localité.

M. le Préfet a, en conséquence, invité le maire de Vacquières à faire fermer ces distilleries et à mettre les exploitants en demeure de se pourvoir de l'autorisation réglementaire.

A la suite de ces injonctions, les sieurs Nouvel (Antonin) et Planque (Etienne) se sont mis en instance à l'effet d'être autorisés à faire fonctionner leurs distilleries.

Les enquêtes auxquelles il a été procédé, par les soins du maire, ont établi que, dans le courant du mois d'août dernier, un incendie avait éclaté dans la distillerie du sieur Nouvel, et qu'une maison voisine avait couru un certain risque.

Ce magistrat municipal propose d'autoriser les susnommés à continuer l'exploitation de leur industrie, peu importante d'ailleurs, sous la réserve qu'ils devront élever les cheminées de leurs distilleries ; qu'ils ne laisseront pas séjourner les tas de plantes à distiller aux abords des distilleries, et qu'ils enlèveront régulièrement les plantes distillées.

Sous ces réserves et les conditions imposées aux industries de ce genre, j'ai l'honneur de vous proposer, Messieurs, d'émettre des avis favorables sur ces deux demandes.

Adopté.

Eaux d'alimentation de Montpellier

M. *Czernicki* demande la permission d'appeler, pendant quelques instants, l'attention du Conseil sur un fait qui lui paraît intéressant et relatif à l'eau d'alimentation de Montpellier :

Le 25 janvier dernier, il a fait prélever à la source du Lez, à celle de St-Clément et à diverses bornes-fontaines de la ville, des échantillons destinés à l'analyse bactériologique.

Le puisage, l'emballage et le transport de ces échantillons se sont faits dans les meilleures conditions possibles. Ils sont arrivés au laboratoire de l'Ecole du service de santé, à Lyon, encore entourés de glace et marquant tous une température de $+ 4^{\circ}$.

La conclusion générale pour tous ces échantillons est : eau pure, faible teneur en germes, mais quelques réserves en raison de la présence d'un petit nombre de liquéfiants putrides.

Quelle est l'origine de ces germes liquéfiants ?

La réponse à cette question constitue l'imprévu et l'intérêt de cette courte communication.

Ils proviennent presque exclusivement de la source du Lez !

A St-Clément, en effet, on n'a trouvé que 90 germes aérobies au centimètre cube, avec quelques liquéfiants putrides.

L'échantillon du Lez, au contraire, renfermait 570 germes aérobies au centimètre cube ; plusieurs liquéfiants putrides, dont le chiffre devrait être majoré, les plaques ayant liquéfié dès le septième jour, et un microbe pathogène ayant certaines réactions du colibacille, sans pouvoir lui être identifié complètement.

L'échantillon de cette eau, trouvé moins pur que celui de St-Clément ou des bornes-fontaines de la ville, qui ont donné une moyenne de 150 germes seulement, a été prélevé par une personne sûre et très compétente « au milieu du réservoir de prise, au sommet de la gerbe d'émergence de la source, au plein bouillonnement et à 0, 25 cent. de la surface ».

Il est donc hors de doute que le 25 janvier 1899, à trois heures et demie du soir, la source du Lez débitait une eau renfermant des germes suspects.

Quelle peut être leur provenance?

C'est ici que viennent à l'esprit les observations qu'a faites M. Martel au cours de ses explorations des lacs souterrains des Cévennes. Il a vu des nappes d'eau profondes, alimentant des sources nombreuses, servir en quelque sorte de dépotoir et d'égout par l'intermédiaire de gouffres, d'avens, de simples fouilles, à des fermes, des hameaux, des villages même.

Ne sommes-nous pas en présence de quelque chose d'analogue avec le Lez?

Son réservoir souterrain, probablement très étendu, n'est-il pas souillé quelque part?

La question me semble intéressante, grave même, de tous points digne de l'attention du Conseil d'hygiène. En ce qui me concerne, je la suivrai de près. Je ferai entreprendre de nouvelles analyses, dont je m'empresserai de vous communiquer les résultats.

M. *Pourquier* croit devoir faire connaître au Conseil que, d'après ses observations et ses expériences, l'eau de la source du Lez contient encore un micro-organisme pyogène, qui se cultive très bien dans les pustules vaccinales des animaux de l'espèce bovine.

Pour le voir apparaître, il suffit de laver le champ vaccinal avec cette eau non stérilisée.

Dans les premières cultures, les pustules se déforment, elles ont une surface rugueuse, leur teinte est d'un blanc ocre.

Au second passage, la purulence est manifeste dans les pustules, trois ou quatre jours après l'inoculation.

Au troisième, les pustules ont une base inflammatoire, large d'un centimètre ; la purulence se montre parfois au second jour.

Nous avons parfois constaté la chaleur de la bouche, la sécheresse du mufle, de l'inappétence, une diarrhée fétide.

Il suffit de stériliser l'eau dont on se sert et de pratiquer l'asepsie du champ vaccinal, pour ne plus voir apparaître cet accident, dû au microorganisme pyogène contenu dans la source du Lez.

M. *le Président* remercie MM. Czernicki et Pourquier de leur si intéressante communication et ajoute que le Conseil recevra avec la plus vive reconnaissance le résultat des nouvelles analyses ordonnées par M. le Directeur du service de santé.

L'ordre du jour étant épuisé, la séance est levée.

SÉANCE DU 1ᵉʳ AOUT 1899

Présidence de M. Mairet, *vice-président.*

Étaient présents : MM. Mairet, Blanc, Czernicki, Mettrier, Pezet, Sarda et Sallèles.

Absents excusés : MM. Baumel, Hamelin, Leenhardt, Massol, Pourquier et Vernière.

M. *Sallèles* donne lecture du procès-verbal de la dernière séance qui est adopté.

Décès de M. Espagne

M. *le Président* ouvre la séance en rappelant à l'Assemblée que, depuis sa dernière réunion, un nouveau deuil a frappé le Conseil départemental d'hygiène ; après M. Gay, c'est M. Espagne qui lui a été enlevé.

Notre collègue a appartenu, pendant de nombreuses années, au Conseil ; c'était un de ses membres les plus anciens ; il avait été nommé en 1859, en remplacement de son père, démissionnaire. A part une interruption de quelques années, il avait siégé au milieu de nous avec cette ponctualité que tous nous avons pu constater. Mais M. Espagne n'était pas surtout un ponctuel : il déployait la plus grande activité et ne refusait jamais de s'occuper des questions, même les plus délicates.

Ses rapports étaient marqués au coin de cette humour, qui était une des caractéristiques de son esprit, humour qui n'enlevait rien à la profondeur et à la sagesse de ses vues.

Je suis certain que vous voudrez vous joindre à moi pour exprimer à Mme Espagne combien nous ressentons la perte que nous avons faite dans son mari, et pour lui exprimer l'assurance de notre douloureuse sympathie.

Le Conseil s'associe aux sentiments manifestés par son honorable président.

Nomination de membres

M. *le Président* donne lecture des arrêtés, en date des 14 et 25 avril dernier, par lesquels M. le Préfet a nommé membres du Conseil :

M. Sarda, professeur à la Faculté de médecine, en remplacement de M. Espagne, décédé ;

M. Bertin-Sans, professeur agrégé à la Faculté de médecine, en remplacement de M. Deandreis, démissionnaire.

M. *le Président* se félicite d'avoir à installer dans ses fonctions M. Sarda, et lui souhaite une cordiale bienvenue.

L'ordre du jour appelle la lecture d'un rapport de M. Blanc, relatif au cimetière de St-Jean-de-Védas.

COMMUNE DE SAINT-JEAN-DE-VÉDAS

Cimetière

M. *Blanc* fournit des explications sur cette affaire, et propose au Conseil de décider qu'il y a lieu de ren-

voyer le projet à son auteur, en l'invitant à y joindre
un rapport explicatif et un plan faisant connaître la
position que devra occuper la conduite souterraine et
la direction que prendront les eaux en sortant du cimetière.

Adopté.

Entrepôt de boues et immondices
Le sieur Barral

M. *Pezet* a examiné le dossier relatif à une demande présentée par le sieur Barral, à l'effet d'être
autorisé à établir un dépôt de boues et immondices,
provenant du balayage de la ville de Montpellier, sur
les parcelles n°s 1077 et 1078 de la section B du plan
cadastral.

Bien qu'un grand nombre de protestations aient
été consignées sur le registre d'enquête, M. Pezet
croit devoir proposer l'accueil de la demande dont il
s'agit, et qui aura pour effet d'atténuer, pour la ville,
les inconvénients de n'avoir à sa disposition qu'un
seul entrepôt de cette nature et d'éviter aux tombereaux chargés d'immondices de traverser toute la
ville. Il ajoute que les habitations les plus voisines
de l'entrepôt projeté sont situées à 300 mètres environ et que, dans ces conditions, il y a lieu de consi-
dérer comme exagérées les oppositions formulées à
l'enquête.

La proposition de M. Pezet, mise aux voix, est
adoptée.

Scierie mécanique
Le sieur Servent

Sur la proposition de M. *Pezet*, le Conseil émet, sous réserve des conditions réglementaires, un avis favorable au sujet de la demande présentée par le sieur Servent (Léon), à l'effet d'être autorisé à installer une scierie mécanique, à Montpellier, rue Favre, n° 11.

Écoles libres

M. *Pezet* propose au Conseil d'émettre des avis favorables sur des déclarations d'ouverture d'écoles libres situées dans les communes de Montpellier, Bouzigues et Riols.

Adopté.

Fabriques d'acétylène gazeux

M. *Hamelin* donne lecture des rapports suivants, relatifs à diverses demandes présentées en vue de l'installation d'appareils pour la fabrication de l'acétylène gazeux, non comprimé, pour l'éclairage :

1° Demande du sieur Granier (Marius), faite pour l'éclairage *public* (casino et commune de Palavas); soumise aux formalités réglementaires, elle n'a donné lieu à aucune opposition.

L'appareil, du système Vialet-Chabrand, à cloche fixe, dans lequel la pression du gaz produit règle l'arrivée de l'eau nécessaire à la décomposition du carbure de calcium, présente cette particularité que, non seulement le gaz est épuré avant son emploi, mais qu'il est refroidi ensuite par son passage à travers un serpentin plongé dans un récipient d'eau.

Les conditions d'installation, dans un local isolé de trois côtés, sur la rive droite, sont bonnes ; avis favorable.

2° Demande du sieur Dabjat (rive droite, à Palavas), pour 15 becs.

L'appareil choisi est du système Cavayé, dans lequel, ainsi que le Conseil le sait, par plusieurs demandes qui lui ont déjà été soumises, la régulation automatique est obtenue par le jeu d'une cloche gazométrique, ouvrant ou fermant un robinet d'arrivée d'eau.

L'installation du sieur Dabjat est bonne, dans un local isolé ; avis favorable.

3° Demande du sieur Coupiac (Charles), cafetier à Castetnau-le-Lez, pour 6 à 7 becs.

Appareil Cavayé également ; mais l'installation du générateur dans une pièce habitée présente des inconvénients ; il y aura lieu d'isoler cet appareil par une construction légère ; sous cette réserve, avis favorable.

4° Demande des sieurs Jarre fils et Cie (Grand Hôtel de Palavas).

L'appareil choisi est celui de Chevalier jeune, presque identique à celui de Cavayé, dont il ne diffère guère que par une modification du mode d'arrivée de l'eau, qui s'écoule par l'intermédiaire d'un siphon en rapport avec une collerette toujours remplie d'eau, etc.

Bonne installation ; avis favorable.

5° Demande du sieur Baleste (restaurant des Aubes, sur le Lez, à Montpellier), pour une douzaine de becs.

Même système Chevalier ; installation convenable ; avis favorable.

6° Demande du sieur Crespin, limonadier à Fabrègues, pour 10 becs.

Même système ; installation convenable ; avis favorable.

7° Demande du sieur Allié (Paul), cafetier à Castries. pour 8 à 10 becs.

Système sans nom particulier, à régulation automatique de la production du gaz, par les variations d'un niveau d'eau, déterminées par la pression même du gaz produit, comme dans le système Vialet-Chabrand, ci-dessus indiqué, le système Ackerman, etc. ; mais beaucoup plus simplement, sans épuration ni refroidissement du gaz.

Système déjà examiné par le Conseil et suffisant pour une petite production.

Installation convenable ; avis favorable.

8° Demande du sieur Jeanjean, pharmacien à Castries.

Même appareil ; avis favorable.

9° Demande du sieur Vigouroux (Etienne), cafetier à Fabrègues.

Le système choisi (Marius Audibert, constructeur)

se rapproche de celui de l'appareil Lux, autorisé déjà pour plusieurs établissement ; dans cet appareil, on le sait, la régulation automatique de la production du gaz est obtenue par les mouvements d'ascension et de descente d'une cloche gazométrique, qui émerge ou immerge, suivant le cas, un siphon toujours amorcé, par lequel s'écoule l'eau nécessaire à la décomposition du carbure de calcium.

La cloche du gazomètre est munie d'une soupape de sûreté, en cas de surproduction ; mais on ne voit pas bien, d'après le dessin, et un appareil que j'ai examiné, comment fonctionne cette soupape, qui paraît être un simple tube de dégagement.

De plus, l'appareil est placé dans un grenier, au premier étage, non loin de la cheminée d'un fourneau situé au rez-de-chaussée.

Il y aurait lieu de prescrire: 1° la communication de la soupape de sûreté avec l'extérieur, au moyen d'un conduit spécial (tube de plomb ou de caoutchouc, par exemple), de façon à ce que l'excès de gaz produit, le cas échéant, s'échappât dans l'atmosphère extérieure. (Vu les petites dimensions de l'appareil, cette surproduction paraît peu probable.)

2° Le placement de l'appareil au point le plus éloigné du tuyau du fourneau du rez-de-chaussée.

Sous ces réserves ; avis favorable.

10° Demande du sieur Bregon, cafetier à Celleneuve (Montpellier), pour une vingtaine de becs.

L'appareil proposé, le Sécur, se rapproche exté-

eurement des appareils à cloche mobile déjà cités;
mais, faute de détails dans le croquis joint à la demande, on ne voit pas comment se fait la régulation
de la production; on peut même se demander si elle
est automatique.

Sous réserve d'explications satisfaisantes, avis
favorable.

. Les diverses propositions de M. Hamelin, mises
aux voix, sont adoptées.

Porcherie
Le sieur Chauliac

M. *Pourquier* donne lecture du rapport suivant :

Le sieur Chauliac (Célestin), domicilié à Montpellier, sollicite l'autorisation d'établir une porcherie,
chemin de la Paillade, près Celleneuve, parcelles
n°s 1376 ᴾ, 1378 ᴾ, 400 ᴾ et 401 ᴾ de la section K du
plan cadastral.

Le procès-verbal d'enquête présente de nombreuses
protestations, provenant de personnes dont les habitations sont placées, la plus proche à 300 mètres
de la porcherie projetée, et les autres à une distance
bien plus grande.

D'une façon presque générale, nous devons dire
que les porcheries placées sur le territoire de la
commune de Montpellier et de ses environs sont mal
tenues : les locaux en sont malpropres, le fumier
dégage une odeur infecte; la grande quantité de
purin qui se répand à la surface du sol attire une

multitude d'insectes. Il résulte de cet état de choses des plaintes justifiées, de la part des habitants placés dans le voisinage de ces établissements.

Dans la demande formulée par M. Chauliac, il est dit par ce dernier: « que dans ladite propriété se trouve » un excellent puits, avec pompe, versant dans une » auge, permettant la distribution de l'eau indispen- » sable tant pour l'alimentation que pour les lavages » des loges. »

Mais la demande étant muette sur l'écoulement des purins et des eaux de lavage, nous avons demandé à M. Chauliac quel serait le moyen employé pour leur donner écoulement.

M. Chauliac nous a répondu que les matières liqui- des seraient reçues dans une grande fosse étanche et mélangées au fumier de la porcherie.

Il nous a paru utile de prescrire les conditions sui- vantes au sieur Chauliac :

1° Rendre imperméable le sol des loges et des allées de service ; le disposer en pente pour l'écoulement rapide des urines et des eaux à un ruisseau longeant l'allée de service et aboutissant à une grande fosse étanche, à sol et à parois cimentés.

2° Etablir les auges en matériaux imperméables ; les placer de telle sorte qu'on puisse facilement les changer et les nettoyer de l'extérieur des loges, par l'allée de service.

Proscrire les auges mobiles et non imperméables.

3° Blanchir à la chaux vive les plafonds des toits au

moins une fois l'an, au mois de mai, et repeindre à l'huile les fers et les bois apparents au moins tous les deux ans.

4° Conserver les eaux grasses, débris de cuisine et déchets divers, qui servent à l'alimentation des porcs, dans des récipents étanches, sous un hangar couvert, à sol imperméable et disposé en pente pour l'écoulement des liquides.

5° Surmonter les chaudières à cuisson de larges hottes pour l'évacuation des buées.

6° Cimenter le sol des loges ainsi que les murs jusqu'à un mètre de hauteur.

7° Déposer les fumiers sur une aire imperméable;

8° Enlever complètement les fumiers et les liquides, en toute saison, trois ou quatre fois par semaine, avant huit heures du matin, voire même tous les jours, en cas de plaintes justifiées du voisinage.

Laver et désodoriser l'aire après chaque enlèvement.

9° Avoir dans l'exploitation l'eau suffisante pour abondants lavages.

10° Renouveler chaque jour la litière dans les loges et maintenir constamment toutes les parties de l'établissement en un bon état d'entretien et de propreté.

11° Interdiction absolue de l'écoulement au dehors, à ciel ouvert, de tout liquide, purin, etc.

12° Ne pas conserver d'os, ne pas fondre de graisses dans l'établissement.

Sous ces prescriptions, le sieur Chauliac pourrait être autorisé à posséder, dans la porcherie, quatre-vingts porcs.

Les conclusions du rapport de M. Pourquier, mises aux voix, sont adoptées.

Vacheries

M. *Pourquier* propose au Conseil d'émettre, sous les réserves et conditions imposées aux industries de ce genre, des avis favorables sur les demandes présentées en vue de l'installation de vacheries :

1° Par la dame veuve Caumil, à Cette, rue de la Peyrade, n° 14 ;

2° Par le sieur Prats (François), à Cette, rue Arago, n° 9 ;

3° Par le sieur Corporon (Antoine), à Cette, rue de la Gendarmerie ;

4° Par la dame veuve Siéger, à Montpellier, route du Pont-Juvénal, n° 11 ;

5° Par le sieur Folcher (Jean), à Montpellier, chemin de Font-Couverte, campagne Ollier ;

6° Par le sieur Passet, à Grabels, propriété Ribeyrolles.

Adopté.

COMMUNE DU BOUSQUET-D'ORB
(HAMEAU DE SAINT-MARTIN-D'ORB)

Adduction d'eau

M. *Sallèles*, au nom de M. Massol, empêché d'assister à la séance, donne lecture du rapport suivant :

L'examen du dossier qui vous est soumis montre que l'eau que l'on se propose de capter, pour alimenter le hameau de Saint-Martin-d'Orb, est d'excellente composition chimique et bactériologique. Il est regrettable que le débit de la source nouvelle, ajouté à celui de la source ancienne, porte seulement à 49 litres d'eau, par habitant et par cheval, la quantité totale disponible pendant les grandes chaleurs de l'été.

Cependant, la quantité actuelle n'étant que de 13 lit. 56, et par conséquent absolument insuffisante, il y a lieu d'émettre un avis favorable.

Adopté.

M. *Sallèles* donne lecture des rapports suivants :

Entrepôt de pétrole
Le sieur Pascal

Le sieur Pascal sollicite l'autorisation d'établir, sur la parcelle n° 991 de la section K du plan cadastral de la commune de Montpellier, un entrepôt de pétrole, de :

200 litres de la première catégorie ;
8.000 litres de la deuxième catégorie.

Cet établissement rentre dans les limites de la deuxième classe, en exécution du décret du 19 mai 1873.

M. le Maire de Montpellier ayant, à la suite du procès-verbal de l'enquête à laquelle il a fait procéder, proposé l'accueil de la demande dont il s'agit ; j'ai l'honneur de vous prier, Messieurs, d'émettre un avis favorable, sous les réserves et conditions imposées par le décret précité.

Adopté.

Atelier d'équarrissage
Le sieur Naudan

Le sieur Naudan s'est mis en instance auprès de M. le Préfet, en vue d'être autorisé à établir un atelier d'équarrissage, sur le territoire de la commune de Saint-Jean-de-Védas, parcelle n° 247 de la section C du plan cadastral.

L'enquête réglementaire, à laquelle il a été procédé, n'a soulevé aucune opposition, et le maire de cette localité conclut à l'accueil de ladite demande.

Toutefois, une plainte anonyme a été adressée à la Préfecture, contre ledit établissement. Cette plainte indique que l'atelier a commencé de fonctionner, et que les affiches destinées à faire connaître à la population de Saint-Jean-de-Védas l'ouverture de l'enquête auraient été enlevées peu après leur apposition, et que, dans ces conditions, il n'a pas été possible de protester contre ledit atelier.

M. le Préfet a communiqué ladite plainte à M. le Chef du service sanitaire départemental, avec prière de visiter les lieux et d'examiner les conditions d'installation de cette industrie.

Ce fonctionnaire fait connaître que l'emplacement désigné pour l'installation dudit atelier d'équarrissage est entièrement isolé au milieu de la lande, dans une dépression de la garrigue ; que quelques vignes isolées sont seulement à proximité ; qu'il est éloigné de 2 kilomètres environ du village ; que la maison la plus rapprochée est la gare du chemin de fer, qui est située à un kilomètre au moins, et conclut que l'autorisation sollicitée pourrait être accordée, à la condition que l'usine sera édifiée d'après les plans produits par le demandeur et qu'une citerne sera creusée dans une des cours de l'exploitation.

Dans ces conditions, j'ai l'honneur de vous proposer Messieurs, d'émettre un avis favorable, sous les réserves indiquées et les conditions réglementaires imposées aux établissements de ce genre.

Adopté.

Hygiène de la garnison, en rapport avec l'hygiène générale de Montpellier

QUARTIER DE CAVALERIE ET ABATTOIR

M. *Czernicki* appelle l'attention du Conseil sur un point d'hygiène de la garnison, en rapport avec l'hygiène générale de Montpellier.

Toutes les années, pendant la saison chaude, le quartier de cavalerie, situé, comme on sait, dans l'enceinte de l'abattoir, est le siège d'une manifestation épidémique, habituellement légère, de fièvre typhoïde.

Cette année, cette épidémie a pris une extension

plus grande ; sur un effectif de 120 hommes présents environ, 14 déjà ont dû être hospitalisés depuis les premiers jours du mois, et tout fait supposer que de nouveaux cas se produiront.

Cette épidémie est absolument limitée à l'escadron logé dans ce quartier ; le reste de la garnison jouit d'un état sanitaire très satisfaisant, rare même en cette saison. Comme, d'autre part, cet escadron n'a subi, ces temps derniers, aucune influence particulière à lui propre, régime, fatigues, déplacements, etc..., on est obligé d'admettre que la cause de l'épidémie lui est spéciale et liée à son casernement.

Cette étiologie ne peut faire l'ombre d'un doute.

Le quartier est infecté par l'abattoir.

Une enquête sommaire, à laquelle s'est livré M. Czernicki, lui a permis de constater, dans la tenue de ce vaste établissement, des habitudes et des infractions dangereuses pour le voisinage.

Mais comme il importe qu'une question de cette nature ne soit exposée devant le Conseil qu'après une étude entourée de toutes les garanties désirables, M. Czernicki croit devoir s'abstenir d'indiquer, aujourd'hui, les causes d'insalubrité qu'il a cru découvrir, et il demande qu'une commission soit désignée pour, après entente avec la municipalité, procéder sur place à une enquête et en transmettre ensuite les résultats à qui de droit.

Il ajoute qu'il a demandé au général commandant

le corps d'armée l'évacuation du quartier de l'abattoir et sa désinfection rigoureuse.

Cette double opération a été immédiatement exécutée.

La troupe, hommes et chevaux, a été installée à la caserne de la citadelle, et le quartier est actuellement soumis aux vapeurs de formol.

Le Conseil adopte à l'unanimité la proposition qui lui est faite et nomme une commission composée de MM. Czernicki, Mairet et Pezet, avec mission de s'entendre avec la municipalité pour fixer le jour et l'heure de sa visite à l'abattoir.

L'ordre du jour étant épuisé, la séance est levée.

SÉANCE DU 15 NOVEMBRE 1899

Présidence de M. Henri Arnaud, préfet de l'Hérault

Etaient présents : MM. Arnaud, *président* ; Baumel, Blanc, Bertin-Sans, Czernicki, Glaize, Guibal, Hamelin, Leenhardt, Mairet, Marès, Mettrier, Pezet, Pourquier, Vigouroux et Sallèles.

Absents excusés : MM. Massol et Sarda.

M. *Sallèles* donne lecture du procès-verbal de la dernière séance, qui est adopté.

M. *le Préfet* fait connaître au Conseil qu'il a été heureux d'avoir à le réunir, dès son arrivée dans le département, afin de se mettre immédiatement en rapport avec ses divers membres et de les prier de vouloir bien continuer à son administration le précieux concours qu'ils ont accordé à celle de ses prédécesseurs. Il compte, d'ailleurs, s'associer de la façon la plus active à leurs travaux.

Il souhaite une cordiale bienvenue à M. Bertin-Sans, et le déclare installé dans ses fonctions.

M. *Blanc* donne lecture des rapports suivants :

COMMUNE DE CÉBAZAN

Exhaussement du sol du cimetière

La partie du cimetière de la commune de Cébazan où sont creusées les fosses communes est tellement humide, à une profondeur de 1^m40 au-dessous du sol, qu'on a été conduit, dès l'ouverture du cimetière, à faire emploi de doubles cercueils en zinc, pour empêcher les corps de baigner dans l'eau.

Le moment étant venu d'ouvrir de nouvelles fosses sur les emplacements déjà fouillés, et la chose ne pouvant être faite sans retirer les cercueils en zinc que l'on ne sait où mettre, le conseil municipal de Cébazan, pour éviter cette manœuvre, d'ailleurs répugnante, propose de remblayer l'emplacement réservé aux fosses communes d'une couche de terre meuble de 0^m70 d'épaisseur, opération qui permettrait d'y faire de nouvelles inhumations sans toucher aux cercueils en zinc déjà enfouis.

Il ne paraît y avoir aucun inconvénient, au point de vue de l'hygiène, à procéder comme le demande la commune de Cébazan, et nous estimons, par conséquent, qu'elle peut être autorisée à donner suite à son projet.

Mais il serait bon, croyons-nous, de l'engager en même temps à rechercher et à combattre, par tels moyens que l'examen des lieux pourra suggérer, les causes de l'humidité anormale qui règne dans le cimetière, car c'est à combattre la venue des eaux qu'on devrait surtout s'appliquer.

Il est à craindre, en effet, que l'opération que va faire la commune de Cébazan ne soit pas efficace et que, par voie de capillarité, les eaux du sous-sol ne remontent jusqu'au niveau de la couche où se feront les nouvelles sépultures.

Adopté.

COMMUNE DE MURVIEL

Agrandissement du cimetière

Par une délibération en date du 21 juillet dernier, le Conseil municipal de Murviel-lès-Béziers a demandé l'agrandissement du cimetière communal, dont la superficie actuelle est insuffisante.

L'agrandissement projeté se ferait du côté opposé au village, sur un terrain dans lequel l'épaisseur de la couche de terre meuble n'est, en moyenne, que de 0^m50.

Pour pouvoir y faire des inhumations, il sera donc nécessaire de le remblayer, sur toute sa surface, d'au moins 1 mètre de hauteur de terre.

Le cimetière de Murviel-lès-Béziers, étant situé à une assez grande distance du village, et les eaux qui s'en échappent s'écoulant dans une direction opposée à celle du village, rien ne s'oppose, au point de vue de l'hygiène, à ce qu'une suite favorable soit donnée à l'opération projetée par la commune de Murviel.

Mais, lorsque l'on considère les travaux importants que la dite commune sera obligée d'effectuer pour la réaliser, on est amené à se demander si elle ne pourrait pas y arriver d'une façon plus économique.

C'est la seule observation que me paraisse motiver le projet ci-joint.

Ce projet, soumis à l'enquête, n'a, d'ailleurs, fait l'objet d'aucune observation de la part des intéressés, et le Conseil d'hygiène de l'arrondissement de Béziers a émis un avis favorable à son sujet.

Le Conseil émet un avis favorable sur le projet présenté par la commune de Murviel.

M. *Bertin-Sans* donne lecture du rapport suivant :

Usine pour la fusion ou la distillation, la pulvérisation et le blutage du soufre.
La Compagnie Bordelaise de produits chimiques et engrais.

La Compagnie bordelaise des produits chimiques et engrais vous demande l'autorisation d'établir sur le territoire de la commune de Frontignan, section F, parcelle n° 322, une usine pour la fusion ou la distillation, la pulvérisation et le blutage du soufre.

L'enquête n'a donné lieu à aucune observation.

D'après le plan annexé à la demande, les bâtiments de l'usine projetée seraient situés entre l'usine de produits chimiques et engrais appartenant à la même compagnie bordelaise et la ligne du chemin de fer de Montbazin à Cette. Ces bâtiments sont distants de quatorze mètres seulement de la voie ferrée, de quarante-deux mètres de l'usine de produits chimiques et engrais et de quatre-vingt-dix mètres d'un bâtiment renfermant des pétroles.

Quoique ces conditions ne soient pas éminemment favorables à l'installation d'une usine à soufre, elles ne me paraissent pas justifier le refus de l'autorisation demandée; mais je crois nécessaire, si cette autorisation est accordée, de se montrer particulièrement sévère au sujet de l'observation des conditions généralement imposées aux industries de ce genre. Je vous demanderai donc d'exiger que toutes les précautions soient prises pour éviter, dans la mesure du possible, les dangers d'incendie ou d'explosion, ainsi que les émanations sulfureuses. Il faudrait, en particulier, se servir, pour la construction des ateliers, de matériaux incombustibles, placer les foyers en dehors des ateliers, disposer dans les divers locaux des tuyaux de vapeur dont les robinets se manœuvreraient de l'extérieur, de façon à permettre d'éteindre un incendie naissant; il faudrait munir les chambres de condensation de soupapes de sûreté surmontées d'un tuyau avec ventilateur lançant les vapeurs dans un appareil de condensation; ventiler énergiquement les ateliers et affecter un ventilateur spécial et puissant aux chambres de condensation ; adopter pour les appareils distillatoires les modèles les plus perfectionnés ; surmonter les chaudières de fusion de hottes très larges ; élever la cheminée à trente-cinq mètres, enfin, employer des appareils par décantation pour la pulvérisation et le blutage du soufre.

M. *Guibal* présente quelques observations qui motivent une discussion de la part de divers membres du Conseil. Après la réponse de M. Bertin-Sans, les conclusions de son rapport, mises aux voix, sont adoptées.

M. *Glaize* donne lecture des rapports suivants :

Entrepôt de peaux sèches et fraîches.
Le sieur Prieur.

Le sieur Prieur exerce depuis plusieurs années, à Ganges, le commerce des peaux pour la tannerie, dans une maison sise entre la rue de la République et la route d'Aix à Montauban. Il ne s'était pas mis en règle à l'égard des prescriptions administratives relatives aux établissements insalubres, et sur les plaintes des voisins, voulant se conformer aux exigences de la loi, il a adressé à M. le Préfet, le 19 août dernier, une demande d'autorisation.

L'enquête ordonnée par l'autorité préfectorale a amené un nombre assez considérable de protestations. Ce sont des voisins plus ou moins rapprochés, entre autres M. le Juge de paix de Ganges, qui se plaignent des odeurs nauséabondes provenant de l'établissement et de l'incommodité causée par la présence dans le voisinage d'un grand nombre de grosses mouches.

Les documents fournis à l'appui de la demande d'autorisation se bornaient à un plan figuratif des lieux. Nous avons dû prier M. le Préfet de réclamer de plus amples renseignements, qui nous ont été communiqués il y a quelques jours à peine. En voici la teneur :

M. Prieur n'a pas un commerce très étendu, dit-il, dans les explications écrites qu'il a fournies. Il reçoit les peaux sèches toutes prêtes et les livre directement aux tanneurs.

Quant aux peaux fraîches, le nombre de peaux de cette nature qu'il reçoit est très restreint : dix au plus par semaine. « Elles passent, ajoute-t-il, directement dans mon séchoir et sont désinfectées à l'arséniate. J'emploie aussi comme désinfectant la chaux vive et le chlore, et elles sont ensuite livrées aux tanneurs. Quant aux résidus, ils sont soigneusement ramassés, arrosés d'acide sulfurique et portés dans ma vigne, située à deux kilomètres de la ville.

Ces explications ne nous paraissent pas complètement satisfaisantes. En dehors des détritus, dont l'enlèvement après désinfection devrait être assuré

par des prescriptions précises, l'industrie de **M**. Prieur
amène évidemment des productions de liquide provenant soit de l'atelier de salaison des peaux, soit de la
préparation des peaux pour la sécherie ; et aucun ren-
seignement n'est fourni sur l'issue de ces eaux. On ne
saurait, en outre, méconnaître que la permanence d'un
magasin où se préparent pour la sécherie les peaux
fraîches ne soit de nature à causer de graves inconvénients. Il faudrait connaître quelle issue est assurée
aux eaux ayant servi aux lavages des locaux indus-
triels et contenant les résidus de la préparation ; il
nous semble aussi qu'il y aurait lieu d'ordonner la
préparation des peaux fraîches dans un local clos,
aéré au moyen d'une cheminée s'élevant jusqu'à une
certaine hauteur. D'ailleurs je laisse à ceux de nos
collègues plus spécialement compétents le soin d'apprécier si les procédés de désinfection des résidus de
chair sont suffisants.

Cette industrie ayant été exercée longtemps sans
réclamation, nous comprenons qu'il serait peut-être
d'une sévérité excessive d'en ordonner la fermeture
immédiate. Mais les plaintes récentes suffisent pour
démontrer qu'il y a eu au moins du relâchement dans
les précautions prises jusqu'à ces derniers temps ; et,
en tout cas, il est urgent de préciser exactement les
précautions obligatoires qui seront imposées au sieur
Prieur, à l'avenir.

Un cimentage du sol assurant l'étanchéité ; l'écoulement des eaux employées d'une manière quelconque,

dans la préparation des peaux ou l'appropriation des locaux, assuré par des conduites dont nous ne pouvons actuellement préciser la direction, faute de renseignements suffisants ; un atelier de réception et de préparation des peaux fraîches, clos et aéré par un appel d'air extérieur au moyen d'une cheminée ; telles sont les mesures que nous vous proposons d'exiger pour l'autorisation de la continuation de l'industrie du sieur Prieur ; en admettant bien entendu que ses procédés chimiques de désinfection paraissent suffisants au Conseil.

Adopté.

Fabrique d'engrais animalisés et atelier d'équarrissage
Le sieur Bonafoux

Le sieur Bonafoux a demandé l'autorisation d'établir un champ de voirie, avec atelier d'équarrissage et fabrique d'engrais animalisés, sur le territoire de la commune de Colombiers, parcelles n°s 266 et 269 de la section B du plan cadastral.

Sans attendre la décision de l'administration, le sieur Bonafoux a fait édifier son usine ; mais nous devons ajouter que, sur l'observation que nous lui avons faite, il a affirmé ne l'avoir point encore fait fonctionner ; de façon que sa situation, au point de vue de l'exercice d'une industrie insalubre, ne présente encore aucun caractère d'illégalité.

Le Conseil d'hygiène de l'arrondissement de Béziers a rejeté la demande, ou, pour s'expliquer plus exactement, a donné un avis défavorable, se fondant sur ce que l'établissement n'est éloigné du village de Colombiers que de 1.500 mètres, et que, cette proximité relative étant donnée, il serait une cause de dangers permanents pour la salubrité publique.

M. Bonafoux objecte devant vous que le Conseil d'hygiène de Béziers n'a pas tenu compte des procédés spéciaux qu'il s'engageait à employer et qui consistent dans la dissolution immédiate à froid, dans l'acide sulfurique, des corps des animaux ; que le sirop sulfurique concentré ainsi obtenu sera utilisé pour la fabrication des superphosphates ; que par suite il n'y aura aucun résidu, aucune émanation plus ou moins nauséabonde, comme dans les autres modes de traitement.

Je laisse à MM. les Membres du Conseil qui ont à ce sujet une compétence spéciale le soin d'apprécier si les observations présentées par M. Bonafoux sont de nature à détruire la portée des critiques formulées par les protestations dont le Conseil d'hygiène de Béziers a adopté les conclusions.

L'établissement d'ailleurs nous a paru disposé dans des conditions d'hygiène convenablement aménagées et qui paraissent satisfaire à toutes les exigences de la salubrité publique.

Une discussion s'engage entre les membres du Conseil, et, pour répondre aux diverses questions qui lui sont adressées, le rapporteur lit des extraits d'une note explicative produite par le demandeur et dans laquelle il indique de quelle façon il exploitera son industrie.

Tenant compte des renseignements consignés dans la dite note, le Conseil émet un avis favorable sur la demande dont il s'agit, sous la réserve des conditions généralement imposées aux industries de ce genre, et que de plus, les fenêtres de l'usine seront munies de treillis pour éviter les mouches.

M. *Hamelin* donne lecture du rapport suivant :

Four à chaux permanent à Laroque
Le sieur Brouilhet

M. Brouilhet, ingénieur civil à Montpellier, sollicite l'autorisation d'établir un four à chaux permanent sur le territoire de la commune de Laroque, section C du plan cadastral, parcelle 238, dans un terrain lui appartenant, au voisinage de l'usine à broyer la chaux et le ciment, qu'il y exploite déjà.

La demande est accompagnée de deux extraits du plan cadastral, indiquant la situation du four à construire, par rapport aux habitations voisines ; d'un plan de la ville de Nimes, démontrant l'existence de six fours à chaux dans l'enceinte de cette ville, et d'un mémoire justificatif, destiné à réfuter les objections faites à cette demande.

Des protestations fort vives ont été produites, en effet, contre ce projet, soit dans l'enquête publique à laquelle il a donné lieu (les fours à chaux permanents étant rangés dans la deuxième catégorie des établis-

sements insalubres), soit dans une pétition adressée à
M. le Préfet par un certain nombre d'habitants, et le
maire de Laroque, commissaire enquêteur, a donné
un avis défavorable.

Une pétition sollicitant l'autorisation a, par contre,
été adressée à M. le Préfet par plusieurs habitants.

Dans son mémoire justificatif, habilement fait,
M. Brouilhet examine les différents arguments opposés
à son projet ; constate que plusieurs des protestataires
habitent à une assez grande distance du four à établir,
et affirme, pour combattre les plaintes des plus rapprochés (de 37 à 50 mètres), que les fours à chaux
n'émettent d'émanations nuisibles que lorsqu'ils sont
chauffés à la houille ou à la tourbe, tandis que ceux
dans lesquels on emploie le coke ou des charbons anthraciteux ne laissent dégager aucune fumée, ni aucune
odeur. Il cite à l'appui de son dire les fours exploités
dans la ville de Nimes. D'ailleurs, la corniche de la
maison de l'un des protestataires, située à 50 mètres
du four, arrive à peine à la hauteur de celui-ci, ce qui
éloignerait toute crainte d'effet nocif de l'acide carbonique, qui, d'après M. Brouilhet, ne serait pas plus
nuisible que l'azote qui entre pour les quatre cinquièmes
dans la composition de l'air. Et le pétitionnaire conclut
qu'il suffirait de lui imposer l'usage exclusif du coke
ou de l'anthracite, comme mode de chauffage, pour
écarter tout inconvénient.

Cette manière de voir ne saurait être acceptée, car
elle laisse de côté les causes les plus importantes de

l'insalubrité des fours à chaux, et attribue, en outre, à l'une d'elle (le dégagement de l'acide carbonique) une innocuité démentie par les faits.

Le chauffage des fours à chaux, au moyen de coke ou de charbons anthraciteux, supprime les vapeurs empyreumatiques, produites par la combustion de houilles plus ou moins grasses, mais c'est tout.

Le coke, comme l'anthracite, peut être plus ou moins riche en sulfure de fer ; ce qui donne lieu, par la combustion, au dégagement de l'acide sulfureux, bientôt transformé en acide sulfurique dans l'air, comme l'anthracite peut retenir une certaine proportion de matières volatiles (de 9 à 16 pour 100, d'après Berthier). Les calcaires eux-mêmes peuvent contenir des matières organiques en plus ou moins grande quantité.

En admettant que les matériaux mis en usage soient chimiquement purs (ce qui n'est pas), ils n'en laissent pas moins dégager, par la combusti on des uns (coke, anthracite), la décomposition des autres (carbonate de chaux), des quantités considérables d'acide carbonique et d'oxyde de carbone, gaz éminemment toxiques, le dernier surtout.

C'est ce que démontreront, je l'espère, les chiffres suivants ; ils n'ont nullement la prétention d'indiquer exactement la production gazeuse réalisée, puisque l'on ne connaît même pas les quantités des matériaux mis en œuvre ; mais ils fournissent des renseignements approximatifs sur l'importance de ces dégagements gazeux.

Le four que se propose de construire M. Brouilhet aurait une contenance de 25 mètres cubes et une hauteur de 6 mètres ; c'est tout ce qu'il en apprend.

Admettons que 20 mètres cubes soient consacrés au calcaire ; la densité du carbonate de chaux (parfois argileux, etc.), variant de 2 à 2,7 (spath) et même 2,9 (aragonite), le four, même avec les vides, les impuretés, en contiendra au moins 20 tonnes par charge. La proportion de l'acide carbonique, dans le carbonate de chaux, étant de 44 pour 100, c'est donc 8 tonnes 8 d'acide carbonique qui devront se dégager par l'action de la chaleur et être déversées dans l'air.

1 kilogramme de coke, complètement comburé, fournit de 6,500 à 7,500 calories, en moyenne 7,000. La dissociation du carbonate de chaux en chaux vive, qui reste, et acide carbonique, qui part, exigeant une température de 450 à 500 degrés, il faut donc environ 1,400 à 1,500 kilogrammes de coke pour les 20 tonnes.

En supposant que la combustion du coke soit complète, 1,500 kilogrammes de coke produiraient 5,500 kilogrammes d'acide carbonique, à joindre aux 8,000 kilogrammes provenant de la décomposition du carbonate de chaux. Une proportion du coke, variant du tiers aux deux tiers, n'arrivant qu'à l'état d'oxyde de carbone, il ne convient de compter que de 2,000 à 3,000 kilogrammes d'acide carbonique à ajouter aux 8,000 du calcaire : soit de 10,000 à 11,000 kilogrammes d'acide carbonique dégagés par charge, ou 20,000 à 22,000 par jour, si l'on fait deux chargements.

En donnant au litre d'acide carbonique le poids fort
de 2 grammes (1 gr. 97 à 0° et à la pression de 76, mais
seulement 1 gr. 74 à la température de 25°), 10,000 kilogrammes d'acide carbonique font donc 5,000 mètres
cubes, au moins, de ce gaz, et 22,000 kilogrammes en
font plus de 11,000, par vingt-quatre heures ; soit
458 mètres cubes par heure.

Une des maisons étant à moins de 40 mètres du four,
dont la hauteur serait de 6 mètres, la couche d'air
contenue dans ce segment de cylindre, de 80 mètres
de diamètre, contient 30,000 mètres cubes ; la proportion d'acide carbonique (450 mètres par heure sur
30,000) serait donc de 1,5 pour 100 par heure, et plus de
36 pour 100 en vingt-quatre heures. Or, il est établi, à
l'encontre de ce qu'avance le pétitionnaire, qu'il suffit
d'une proportion de 1 pour 100 d'acide carbonique dans
l'air respiré, pour que déjà du malaise se produise chez
l'homme. Ce qui a dû tromper M. Brouilhet, c'est que,
dans certaines expériences physiologiques, on a pu
faire respirer à des animaux de plus fortes quantités
d'acide carbonique, mais à la condition d'augmenter
corrélativement l'oxygène dans de fortes proportions.

Il faut tenir grand compte aussi de l'oxyde de
carbone presque fatalement dégagé ; le litre d'oxyde
de carbone ne pesant que 1 gr. 25 (à 0° et à la pression
normale de 76), il suffit de 600 kilogrammes de coke
pour donner lieu à 1,400 kilogrammes d'oxyde de carbone, c'est-à-dire à 1,120 mètres cubes de ce gaz par
charge, et 2,240 mètres cubes par jour, avec deux

chargements du four, ou 93 mètres cubes par heure ;
ce qui équivaut à moins de 1 pour 300, proportion déjà
toxique, si elle se maintenait toujours telle : celle
de 1 pour 100 étant mortelle.

Mais le raisonnement qui précède suppose une
dissémination égale des gaz dans l'atmosphère ; or, il
ne saurait en être ainsi : par suite de sa densité (1,52
à 0°), l'acide carbonique tend à s'accumuler dans les
parties déclives, d'autant plus que les gaz sortent mé-
langés avec de la vapeur d'eau ; la direction du vent,
son tourbillonnement, modifient également la réparti-
tion des gaz.

Enfin, il arrive assez fréquemment que ceux-ci, ne
trouvant pas une issue suffisante par la partie supérieure du four, refluent par en bas (ce qu'on appelle
le *rebutage*).

En examinant, en outre, une coupe jointe au plan
des lieux, par M. Brouilhet, pour démontrer que certains protestaires, par suite de l'altitude de leur habitation ou de l'interposition d'un monticule entre celles-
ci et le four à chaux, ne peuvent être exposés à l'influence des émanations de ce four, ce qui paraît exact ;
on constate aussi que les habitations d'autres protestataires se trouvent dans une dépression de terrain le
long du chemin de la Combe-Bouscalieu (direction du
S.-O au N.-E), dans laquelle, malgré la déclivité, les
gaz toxiques peuvent facilement s'accumuler.

De plus, les bâtiments de la filature de soie et de
l'usine à chaux et ciments, appartenant au pétitionnaire,

forment une sorte d'écran, gênant la dissémination des vapeurs vers le S.-O., et tendent à les rejeter à l'ouest, vers les maisons des protestataires.

Enfin, il n'y a pas à tenir compte seulement de la santé des habitants des bâtiments du voisinage : celle des ouvriers occupés à la filature de soie et à l'usine à chaux et à ciments n'importe pas moins. Or les bâtiments affectés à ces industries, au S.-O. du four, sont exposés, par conséquent, au vent du N.-E, assez fréquent dans notre région, et se trouvent à une distance variant de 10 à 25 mètres environ pour l'usine à ciment.

Les exemples d'accidents mortels survenus dans ces conditions abondent ; qu'il me suffise de rappeler les cas d'empoisonnements qui se produisirent près Rouen, en 1888 et les années suivantes, et qui amenèrent d'abord la condamnation aux travaux forcés à perpétuité d'une femme D..., pour empoisonnement de son mari, alors que celui-ci était en réalité victime, comme elle d'ailleurs, des émanations d'un four à chaux situé à une dizaine de mètres de leur maison d'habitation ; il fallut le retour d'accidents analogues, survenus pendant la détention de la femme D..., pour que la cause de ces empoisonnements multipliés fût enfin reconnue, cinq ans après, en 1893, après un lumineux rapport du professeur Brouardel et de MM. Descouts et Ogier.

Je me suis étendu peut-être trop longuement sur ce sujet, afin de bien démontrer que ce n'est pas sans raisons sérieuses que les Conseils d'hygiène continuent

à exiger que les fours à chaux, surtout à marche perma-
nente, soient placés à une distance de 50 à 100 mètres
des routes, et de 100 à 150 mètres des habitations, et
même à n'en autoriser l'usage que pendant une partie
de l'année, suivant les combustibles employés, les cultures du voisinage, etc.; en même temps que l'on prescrit
une élévation des cheminées à une hauteur pouvant
aller de 10 à 30 mètres. Le Code forestier, art. 151,
exige même une distance de 1 kilomètre entre les bois
et les fours à chaux.

En conséquence de tout ce qui précède, vu surtout
la proximité du four à chaux à construire, non seulement des habitations du village, mais aussi des bâtiments de la filature à soie et de l'usine à ciments de
M. Brouilhet, et les dangers d'intoxication qui peuvent
en résulter, j'ai l'honneur de vous proposer, Messieurs,
de donner un avis défavorable à la demande du pétitionnaire.

M. *Guibal* estime que l'adoption d'un rapport aussi
serré n'aurait d'autre résultat que la suppression complète de tous les fours à chaux. Il n'avait jamais pensé
ni entendu dire que les industries de ce genre étaient
aussi nuisibles. Comment pourrait-on faire au Teil, par
exemple, et dans toutes les autres localités où on
exploite des fours à chaux.

Il pense, pour sa part, que la demande du sieur
Brouilhet pourrait être accueillie sous les réserves
qu'il ne sera employé comme combustible que du coke
ou de l'anthracite.

M. *Hamelin*, répondant à M. Guibal, fait remarquer que le Conseil d'hygiène de l'Hérault ne peut pas s'appuyer sur la prétendue innocuité des fours à chaux du Teil, pour exonérer de toute prescription les fours à chaux de l'Hérault: personne, dans le Conseil, n'a de renseignements précis sur les conditions d'installation et de fonctionnement des fours de l'Ardèche, et il n'est pas démontré qu'ils n'aient jamais donné lieu à des accidents d'asphyxie ou d'intoxication ; tandis qu'il est établi que de nombreux accidents de ce genre, parfois mortels, ont été observés chez des personnes soumises aux émanations des ces établissements ; ce qui se comprend sans peine, étant donné la toxicité de l'oxyde de carbone, dont le dégagement en grandes quantités est inévitable pendant la combustion du coke. M. Hamelin termine en insistant à nouveau sur le fait qu'il a déjà signalé, que les accidents mortels qui se sont produits en 1888, aux environs de Rouen et ont donné lieu à une condamnation imméritée de l'une des victimes, qui avait échappé à la mort, ont été observés sur les habitants d'une auberge située à dix mètres d'un four à chaux, c'est-à-dire précisément à la distance qui séparerait le four à chaux de M. Brouilhet des bâtiments de son usine à ciment et d'un atelier où l'on travaille la soie.

M. *le Préfet* demande alors si l'on ne pourrait pas, par mesure transactionnelle, réduire à 20 mètres la distance qui doit exister entre le four et les habitations.

M. *Hamelin* répond que les prescriptions du Conseil

d'hygiène de la Seine (30 mètres d'éloignement des habitations, cheminée haute de 10 mètres, pour les fours qui brûlent du coke ou de l'anthracite), lui paraissent un minimum ; il déclare donc maintenir les conclusions de son rapport.

Ces conclusions, mises aux voix, sont rejetées par le Conseil, qui adopte ensuite la proposition que vient de formuler M. le Préfet, c'est-à-dire la réduction à 20 mètres de la distance entre le four et l'usine à ciment, avec maintien de la cheminée de 10 mètres et de l'obligation de ne brûler que du coke ou de l'anthracite.

Fabriques d'acétylène gazeux

M. *Hamelin* n'ayant pu trouver dans les dossiers des demandes présentées par les sieurs Carrière, Noualhac (de Ganges) et Riols (de Mireval), en vue d'être autorisés à installer des appareils pour la fabrication de l'acétylène gazeux dans leurs immeubles, des plans et des renseignements suffisants, propose que les sus-nommés soient invités à fournir des renseignements complémentaires.

Adopté.

Atelier de chaudronnerie et de serrurerie
Le sieur Duzéa

M. *Sallèles*, au nom de M. *Sarda*, empêché d'assister à la séance, propose au Conseil d'émettre un avis favorable sur la demande présentée par le sieur Duzéa, en vue d'être autorisé à établir un atelier de chaudronnerie et de serrurerie de plus de 10 étaux ou enclumes, sur le territoire de la commune de Montpellier, section D, parcelle n° 618 du plan cadastral.

Adopté.

Vacheries

M. *Pourquier* propose au Conseil d'émettre, sous les réserves des conditions générales à imposer aux établissements de ce genre, des avis favorables sur les demandes présentées :

1° Par le sieur Baffié, en vue d'être autorisé à établir une vacherie à Montpellier, rue du Jardin de la Reine, n° 3 ;

2° Par le sieur Vial, en vue d'être autorisé à établir une vacherie, à Montpellier, au mas de Trintignan ;

3° Par le sieur Bougette, en vue d'être autorisé à établir une vacherie, à Montpellier, au mas de Grailles;

4° Par le sieur Chardon, en vue d'être autorisé à établir une vacherie, à Montpellier, rue Dessalle-Possel, n° 15.

5° Par le sieur Julia, en vue d'être autorisé à établir une vacherie, à Montpellier, villa Mon-Plaisir, quartier de l'Aigue-Longue ;

6° Par le sieur Loubière, en vue d'être autorisé à établir une vacherie, à Cette, rue du Prado.

En ce qui concerne la demande formée par le sieur Andrieu, M. *Pourquier* propose de n'accorder l'autorisation sollicitée qu'après que cet industriel aura convenablement aménagé sa vacherie, en pavant le sol et en établissant une fosse à purin avec rigole étanche.

Adopté.

M. *Pourquier* donne lecture du rapport suivant :

Tueries d'animaux de boucherie

Le Conseil municipal de la commune de Sérignan a exprimé le vœu que les tueries exploitées dans l'intérieur du village soient déplacées et portées en dehors de l'agglomération.

Votre rapporteur ne peut qu'approuver cette sage mesure, qui aura les meilleurs résultats pour la salubrité de cette localité.

La dame Massabiaux, le sieur Oullié, le sieur Barbel et le sieur Fauré, bouchers, ont présenté des demandes à l'effet d'être autorisés à exploiter leurs tueries.

J'ai l'honneur de vous proposer d'émettre des avis défavorables sur les demandes de la dame Massabiaux et du sieur Oullié, leurs tueries étant situées au centre même du village. Quant à celles des sieurs Barbel et Fauré, qui seraient installées en dehors de l'agglomération, il n'y aurait aucun inconvénient à les autoriser, mais il serait indispensable que les susnommés soient invités à fournir, à l'appui de leur demande d'autorisation, les renseignements complémentaires ci-après indiqués :

1° Quelle serait l'importance de la tuerie et le nombre approximatif des divers animaux abattus ?

2° Existe-t-il un séchoir pour les peaux ?

3° Existe-t-il un dépôt de fumier?

4° Aura-t-on de l'eau, en quantité suffisante, pour assurer de fréquents lavages ?

5° De quelle façon seront écoulés les résidus liquides et les eaux de lavage ?

Il devra être produit, en outre, un plan détaillé des dispositions intérieures de la tuerie et des divers locaux.

Les propositions de M. Pourquier sont adoptées.

Au nom de M. *Massol*, empêché d'assister à la séance, M. *Sallèles* donne lecture des rapports suivants :

COMMUNE DE SAINT-THIBÉRY

Alimentation d'eau

La nappe d'eau que l'on se propose d'utiliser est seulement à 1^m50 au-dessous du sol. L'analyse montre qu'elle est fortement minéralisée. Elle doit recevoir les eaux d'infiltration du sol à cause de sa faible profondeur, et, par conséquent, sa contamination est facile.

Ne pourrait-on essayer de trouver une source ou d'atteindre une couche d'eau située plus profondément, et par conséquent plus à l'abri de toute contamination?

M. le professeur Rodet, qui a reconnu la présence de batérium coli, dit que sa présence, en quantité modérée, n'implique pas nécessairement une souillure par des matières fécales; cependant, il me semble que l'action de répandre le fumier dans les vignes environnantes est une cause suffisante de contamination, à cause de l'épaisseur insuffisante de la couche de terre arable à traverser.

M. *le Préfet* fait connaître au Conseil que, d'après les déclarations du maire de Saint-Thibéry, il n'est pas possible de se procurer une autre eau que celle que l'on se propose d'utiliser et qui constituera, pour les habitants de cette commune, une amélioration appréciable sur les moyens d'alimentation dont ils disposaient précédemment.

M. *Czernicki* fait observer qu'une assemblée d'hygié·nistes ne peut que protester contre l'utilisation, pour l'alimentation publique, d'une eau dans laquelle la présence du bactérium coli a été constatée; mais que, étant donné les déclarations sur l'impossibilité absolue de mettre à la disposition des habitants de cette localité une autre eau, il estime, tenant compte des conclusions du rapport sur l'analyse bactériologique de M. le professeur Rodet, qu'il peut être émis un avis favorable sur le projet dont il s'agit.

Adopté.

COMMUNE DE POMÉROLS

Adduction d'eau

Le puits Lagriffoul a fourni une analyse bactériologique déplorable; cependant un puits foré à côté a fourni une eau de pureté suffisante, ce qui montre que le puits seul est contaminé et non la nappe souterraine.

Au point de vue chimique, cette eau est extrêmement minéralisée et très riche en sulfate de chaux, chlorure de sodium et nitrate.

M. le professeur Rodet conclut : Eau très médiocre, à la rigueur acceptable.

Le Conseil d'hygiène de Béziers a fait des réserves en raison de la quantité élevée des nitrates et du degré hydrotimétrique, qui est de 41°.

Il ne m'est pas possible dans ces conditions de donner un avis favorable.

Adopté.

COMMUNE DE SUSSARGUES

Construction de deux puits publics

Il résulte de l'examen du dossier que le puits communal est absolument infecté et qu'il y a urgence à creuser d'autres puits.

On parle d'un puits Coulomb, voisin du puits projeté, mais l'analyse n'a pas été faite ; il serait nécessaire de demander cette analyse.

Adopté.

COMMUNE DE FERRALS-LES-MONTAGNES

Alimention d'eau

J'avais été chargé par M. le Maire de Ferrals de faire l'analyse chimique des eaux de Ferrals (source de la Cesse) et de Campredon (ruisseau de Campredon). J'avais constaté que ces eaux étaient d'une pureté remarquable, par suite de l'absence de matières organiques et de nitrates, et qu'elles étaient très peu minéralisées, ce qui en faisait des eaux potables d'excellente qualité.

L'analyse bactériologique, effectuée par M. le professeur Rodet, à l'Institut Bouisson-Bertrand, a montré que l'eau de la source de la Cesse est *excessivement pure au point de vue bactériologique;* tandis que l'eau du ruisseau de Campredon est *assez chargée en bactéries.*

Il y a donc lieu de donner un *avis favorable,* en ce qui concerne l'utilisation de l'eau de la source de Cesse, pour l'alimentation du village de Ferrals.

Quant au hameau de Campredon, l'analyse bactériologique oblige à émettre quelques réserves. L'eau soumise à l'analyse chimique était étiquetée « source de Campredon » et celle qui a été soumise à l'analyse bactériologique était étiquetée « ruisseau de Campredon ». Or le plan d'ensemble montre que la prise d'eau est située sur le ruisseau de Fontaine, différent du ruisseau de Campredon.

Il y a là une confusion de noms inexplicable. En outre, je constate que l'on se borne à établir un barrage sur le ruisseau et à prendre directement l'eau: ce qui expliquerait le nombre excessif de colonies trouvé à l'analyse « 542 bactéries par cent. cube; encore ce chiffre est-il notablement au-dessous de la réalité à cause de la confluence des colonies numérées ». (Rapport de M. Rodet.)

Il me semble qu'après avoir éclairci le doute qui s'élève par suite des noms différents attribués aux échantillons d'eau adoptés et à la prise d'eau, il serait possible d'établir au barrage un filtre artificiel en sable qui arrêterait bon nombre d'impuretés.

M. *Hamelin* propose d'ajouter qu'il serait nécessaire d'établir autour du barrage indiqué par M. Massol un périmètre de protection, destiné à préserver la prise d'eau de toute souillure.

Les conclusions du rapport de M. Massol, complétées par la proposition de M. Hamelin, mises aux voix, sont adoptées.

COMMUNE DE PÉZENAS

Adduction d'eau

Au nom de M. Massol, M. *Sallèles* propose au Conseil d'émettre, conformément à la proposition du Conseil d'hygiène de l'arrondissement, un avis favorable

sur le projet de nouvelle adduction d'eau présenté
par la commune de Pézenas.

Adopté.

Modifications à la nomenclature des établissements classés

M. *le Préfet* communique au Conseil les circulaires
ministérielles ci-après, transmettant les décrets des
19 juillet et 18 septembre 1899, portant modification
à la nomenclature des établissements classés.

Paris, 16 août 1899.

Monsieur le Préfet,

Un décret en date du 24 juin 1897 a rangé la fabrication de l'acétylène gazeux au nombre des établissement insalubres, dangereux ou incommodes.

Le Comité consultatif des Arts et Manufactures,
appelé de nouveau à examiner la question du classement de cette industrie, a proposé de le modifier et ses
propositions ont été accueillies par le Conseil d'Etat.

J'ai l'honneur de vous adresser le texte du décret
du 19 juillet dernier qui a sanctionné les propositions
du Comité consultatif.

Je vous prie de m'accuser réception de la présente
circulaire, que vous voudrez bien faire insérer dans
le Recueil des actes administratifs de votre préfecture.

Je vous en adresse un exemplaire pour chacune des

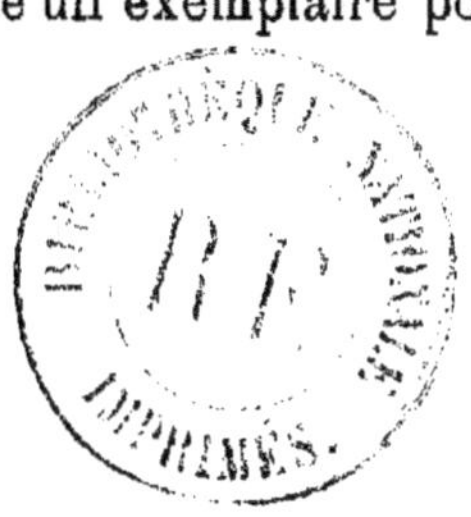

sous-préfectures et chacun des Conseils d'hygiène de votre département.

Recevez, Monsieur le Préfet, l'assurance de ma considération la plus distinguée.

Le Ministre du Commerce,
de l'Industrie, des Postes et des Télégraphes,
A. MILLERAND.

Décret du 19 juillet 1899

LE PRÉSIDENT DE LA RÉPUBLIQUE FRANÇAISE,

Sur le rapport du Ministre du Commerce, de l'Industrie, des Postes et des Télégraphes ;

Vu le décret du 15 octobre 1810, l'ordonnance du 14 janvier 1815 et le décret du 15 mars 1852 sur la décentralisation administrative ;

Vu le décret du 3 mai 1886, déterminant la nomenclature et la division en trois classes des établissements dangereux, insalubres ou incommodes :

Vu les décrets des 5 mai 1888, 15 mars 1890, 26 janvier 1892, 13 avril 1894, 6 juillet 1896, 24 juin 1897, 17 août 1897 et 29 juillet 1898, qui ont modifié cette nomenclature ;

Vu l'avis du Comité consultatif des Arts et Manufactures ;

Le Conseil d'Etat entendu,

DÉCRÈTE,

ARTICLE PREMIER

La nomenclature des établissements insalubres, dangereux ou incommodes, contenus dans les tableaux annexés aux décrets des 3 mai 1886, 5 mai 1888, 15 mars 1890, 26 janvier 1892, 13 avril 1894, 6 juillet 1896, 24 juin 1897, 17 août 1897 et 29 juillet 1898 est modifiée conformément aux tableaux A et B annexés au présent décret.

ART. 2

Le Ministre du Commerce, de l'Industrie, des Postes et des Télégraphes est chargé de l'exécution du présent décret, qui sera publié au *Journal officiel* de la République française et inséré au *Bulletin des lois.*

Fait à Paris, le 19 juillet 1899.

Emile LOUBET.

Par le Président de la République :
Le Ministre du Commerce,
de l'Industrie, des Postes et des Télégraphes,
A. MILLERAND.

TABLEAU A

Articles à supprimer dans la nomenclature annexée
au décret du 24 juin 1897

DÉSIGNATION DES INDUSTRIES	INCONVÉNIENTS	CLASSES
Acétylène gazeux non comprimé ou comprimé à une atmosphère et demie au plus (Fabrication de l') :		
Pour l'usage public	Odeur et danger d'explosion..........	1re
Pour l'usage particulier.....	Odeur et danger d'explosion..........	3e

TABLEAU B

*Additions aux nomenclatures annexées aux décrets
des 3 mai 1886, 5 mai 1888, 15 mars 1890, 26 janvier 1892,
13 avril 1894, 6 juillet 1896, 24 juin 1897, 17 août 1897
et 29 juillet 1898.*

DÉSIGNATION DES INDUSTRIES	INCONVÉNIENTS	CLASSES
Acétylène gazeux ou comprimé à une atmosphère et demie au plus (Fabrication de l') : Lorsque le volume du gaz approvisionné n'atteint pas 1,000 litres...............	Odeur et danger d'explosion..........	3ᵉ
Lorsque ce volume atteint ou dépasse 1,000 litres.......	Odeur et danger d'explosion..........	2ᵉ

Vu pour être annexé au décret en date
du 19 juillet 1899.

Le Ministre du Commerce,
de l'Industrie, des Postes et des Télégraphes,
A. MILLERAND.

Paris, le 25 septembre 1899.

MONSIEUR LE PRÉFET,

L'attention de mon Département a été appelée sur
les inconvénients et les dangers que présentent, pour
le voisinage, certaines industries qui n'ont pas encore
été comprises dans la nomenclature des établissements
dangereux, insalubres et incommodes.

Le Comité consultatif des Arts et Manufactures a
examiné quelles sont celles de ces industries qui, par

la nature de leurs opérations, devraient être soumises aux formalités de l'autorisation préalable, par application du décret du 15 octobre 1810. Les propositions du Comité ont été soumises au Conseil d'Etat, et il est intervenu, à la date du 18 septembre 1899, un décret dont vous trouverez ci-après une copie, qui a complété, sur certains points, les décrets de classement antérieurs.

Je vous prie de m'accuser réception de la présente circulaire que vous voudrez bien faire insérer dans le Recueil des actes administratifs de votre préfecture.

Je vous en adresse un exemplaire pour chacune des sous-préfectures et chacun des conseils d'hygiène de votre département.

Recevez, Monsieur le Préfet, l'assurance de ma considération la plus distinguée.

Le Ministre du Commerce,
de l'Industrie, des Postes et des Télégraphes,

A. MILLERAND.

DÉCRET

Le Président de la République française,

Sur le rapport du Ministre du Commerce, de l'Industrie, des Postes et des Télégraphes ;

Vu le décret du 15 octobre 1810, l'ordonnance du 14 janvier 1815 et le décret du 15 mars 1852 sur la décentralisation administrative ;

Vu le décret du 3 mai 1886 déterminant la nomenclature et la division en trois classes des établissements dangereux, insalubres ou incommodes ;

Vu les décrets des 5 mai 1888, 15 mars 1890, 26 janvier 1892, 13 avril 1894, 6 juillet 1896, 24 juin 1897, 17 août 1897, 29 juillet 1898 et 19 juillet 1899, qui ont modifié cette nomenclature ;

Vu l'avis du Comité consultatif des Arts et Manufactures ;

Le Conseil d'Etat entendu,

DÉCRÈTE:

ARTICLE PREMIER

La nomenclature des établissements insalubres, dangereux ou incommodes, contenue dans les tableaux annexés aux décrets des 3 mai 1886, 5 mai 1888, 15 mars 1890, 26 janvier 1892, 13 avril 1894, 6 juillet 1896, 24 juin 1897, 17 août 1897, 29 juillet 1898 et 19 juillet 1899 est modifiée conformément au tableau annexé au présent décret.

ART. 2

Le Ministre du Commerce, de l'Industrie, des Postes et des Télégraphes est chargé de l'exécutiou du présent décret, qui sera publié au *Journal officiel* de la République française et inséré au *Bulletin des lois.*

Fait à Paris, le 18 septembre 1899.

Emile LOUBET.

Par le Président de la République :

Le Ministre du Commerce,

de l'Industrie, des Postes et des Télégraphes,

A. MILLERAND.

TABLEAU

*Additions aux nomenclatures annexées aux décrets
des 3 mai 1886, 5 mai 1888, 15 mars1890, 26 janvier 1892,
13 avril 1894, 6 juillet 1896, 24 juin 1897, 17 août 1897,
29 juillet 1898 et 19 juillet 1899.*

DÉSIGNATION DES INDUSTRIES	INCONVÉNIENTS	CLASSES
Éther (Distillation de l') :		
Si la quantité de liquide éthéré distillée à la fois est comprise entre 10 et 30 litres..........	Danger d'explosion et d'incendie........	2•
Si la quantité de liquide éthéré distillé à la fois dépasse 30 litres.	Danger d'explosion et d'incendie........	1re
Anhydride sulfurique (Fabrication de l') par la combinaison de l'acide sulfureux et de l'oxygène, au moyen des substances *dites* de contact.	Fumées, émanations dangereuses	1re

Vu pour être annexé au décret, en date du 18 septembre 1899.

Le Ministre du Commerce,
de l'Industrie, des Postes et des Télégraphes,
A. MILLERAND.

Hygiène de la garnison, en rapport avec l'hygiène générale de Montpellier

QUARTIER DE CAVALERIE ET ABATTOIR

M. *Czernicki* informe le Conseil qu'en exécution du mandat qui lui a été donné, dans la dernière séance, la commission nommée pour procéder, après entente avec la municipalité de la ville de Montpellier, à la visite de l'abattoir, et composée de MM. Pezet, Mairet et Czernicki, s'est rendue dans cet établissement, le jeudi 3 août 1899, à huit heures et demie du matin. Elle a été assistée de MM. les Adjoints, de l'architecte de la ville, du directeur et du personnel de l'abattoir.

Au cours de cette visite il a été constaté que l'établissement était bien compris, bien entretenu comme maçonnerie, égouts, drainage en général et qu'il disposait d'une quantité d'eau suffisante.

Mais il a été reconnu :

Que plusieurs boucheries étaient mal tenues par les tenanciers ; que les murs, le sol, étaient couverts de sang et de râpures organiques en décomposition ;

Que les séchoirs à peaux étaient mal tenus comme propreté générale et exhalaient une odeur repoussante, d'ailleurs inévitable ; que les chemins de ronde et les cours extérieures devaient être l'objet d'une surveillance plus rigoureuse au point de vue de l'entretien et des dépôts illicites, volontaires ou non, de fumiers, débris de viandes, etc.

La commission a donc appelé l'attention de l'autorité sur ces points et demandé que les séchoirs à peaux, situés dans les bâtiments voisins du quartier de cavalerie, soient abandonnés.

Votre commission se transportant ensuite dans le casernement, qui est une propriété de la ville, prêtée par elle à l'autorité militaire, a constaté que ce casernement ne souffrait d'aucune cause d'insalubrité qui lui fût inhérente, mais elle a pu se rendre compte de son état de délabrement et de l'influence que doit fatalement exercer sur lui l'abattoir qui l'enserre de tous côtés.

Aussi émet-elle le vœu que, tant au point de vue de l'hygiène générale de la cité qu'à celui de la santé des troupes qui y sont logées, ce quartier soit abandonné et rendu à sa destination primitive qui en faisait simplement un pavillon de l'abattoir.

Le Conseil adopte ce vœu.

A la suite de cette communication, M. *Guibal* demande si le développement qu'a pris la fièvre typhoïde à la caserne de l'abattoir ne peut pas être attribué, en partie, à ce fait qu'elle est occupée par de la cavalerie, cette arme ayant été signalée comme particulièrement apte à subir cette maladie.

M. *Czernicki* répond que cette réceptivité attribuée à la cavalerie ne peut être invoquée ici. Les hommes logés à la caserne de l'abattoir n'ont été influencés que par des causes extérieures, dont la commission a bien démontré l'existence et le mode d'action.

Mais cependant, ajoute le rapporteur, l'observation faite par M. Guibal ne manque pas de justesse, et, puisque nous sommes en fin de séance, le Conseil voudra peut être accorder quelques moments d'attention à cette intéressante question.

Les troupes à cheval paraissent, en effet, sinon avoir une réceptivité plus grande pour la fièvre typhoïde que les autres armes, mais au moins être plus éprouvées qu'elles. C'est surtout en campagne, ou dans les camps permanents, que cette différence s'accentue; et il est démontré qu'elle provient de la souillure du sol par le crottin et l'urine des chevaux. Ce sol piétiné, détrempé, imbibé de matières organiques, devient un excellent terrain, un véritable bouillon de culture pour le bacille typhoïque.

Le cavalier en souille ses vêtements, son propre tégument, ses mains, ses ustensiles de toutes sortes, et finit par absorber ainsi l'agent morbifique.

La nocivité de ces campements de cavalerie a été mise en lumière particulièrement au cours de l'expédition de Tunisie. Toute troupe installée dans un de ces campements y a subi une recrudescence de fièvre typhoïde. Malheureusement, les nécessités stratégiques, les points d'eau, ont obligé plusieurs colonnes à les occuper successivement, et plus tard, lorsque la relation médicale de la campagne a pu être établie sur des documents positifs, il a été reconnu que ce fut là une cause certaine, entre plusieurs autres, de la propagation et de l'extension de la fièvre typhoïde.

Telles sont les conditions dans lesquelles l'observation de M. Guibal peut être acceptée comme juste. Je n'ai pas besoin d'insister pour montrer que ces conditions n'existent pas à la caserne de l'abattoir.

Une autre observation, non sans intérêt, peut être faite à l'occasion de cette petite épidémie : c'est sa faible gravité clinique ; 1 décès, sur 16 cas. Cette bénignité provient, peut-être, du mode d'absorption de l'agent pathogène : il est certain que l'intoxication s'est faite ici par les voies respiratoires, l'air étant le véhicule du microbe, et non par le tube digestif, qui est la voie la plus ordinaire. Je ne m'étendrai pas sur les explications de physiologie pathologique qu'on peut donner de ce fait; qu'il me soit seulement permis de dire que j'ai déjà noté, au moins deux fois, cette moindre gravité d'épidémies typhoïdes paraissant due à l'intoxication par les voies aériennes.

Cette observation, non dénuée d'intérêt, mérite de fixer l'attention des hygiénistes et des médecins.

L'ordre du jour étant épuisé, la séance est levée.

SÉANCE DU 14 DÉCEMBRE 1899

Présidence de M. Henri Arnaud, préfet de l'Hérault;

Etaient présents : MM. Arnaud, *président*; Bertin-Sans, Czernicki, Gilis, Hamelin, Mairet, Pezet, Pourquier, Sarda, Vernière et Sallèles.

Absents excusés : MM. Glaize, Leenhardt, Massol et Mettrier.

M. *Sallèles* donne lecture du procès-verbal de la dernière séance, qui est adopté après une rectification demandée par M. Hamelin.

M. *Bertin-Sans* donne lecture des rapports suivants :

Fabriques d'engrais et ateliers d'équarrissage
Le sieur Milhau (Marius)

Vous avez à vous prononcer sur deux demandes d'autorisation pour l'établissement de fabriques d'engrais avec ateliers d'équarrissage.

La première vous est présentée par le sieur Milhau (Marius), qui demande à installer sa fabrique et son atelier sur la parcelle n° 346 section E du plan cadastral de la commune de Clermont-l'Hérault, dans le voisinage immédiat, assure-t-il, d'un établissement similaire appartenant à son frère.

L'enquête faite dans les communes situées dans un rayon de 5 kilomètres de distance de la parcelle indiquée n'a donné lieu qu'à une protestation d'un propriétaire voisin ; le maire de la commune où cette protestation s'est produite a néanmoins donné un avis favorable, et le Conseil d'hygiène de l'arrondissement de Lodève a déclaré qu'il y avait lieu d'accorder au sieur Milhau (Marius) l'autorisation demandée.

Le sieur Milhau (Louis), frère du demandeur et propriétaire de la fabrique d'engrais à côté de laquelle on vous demande actuellement l'autorisation d'élever un établissement du même genre, a écrit d'autre part à M. le Préfet de l'Hérault pour le prier de refuser cette autorisation. Sa requête est d'ailleurs basée sur des considérations d'ordre extra-hygiénique : mésintelligence existant entre son frère et lui, voire même entre sa belle-sœur et sa femme ; caractère violent et em-

porté du frère, camionneur de son métier et déjà quatre
fois condamné, paraît-il, pour coups et blessures. Ces
raisons qui font craindre au sieur Milhau (Louis) que le
voisinage immédiat des deux usines ne soit la cause
de scènes et de rixes plus ou moins graves, ne
sauraient, nous semble-t-il, entrer ici en ligne de
compte. Il n'en est pas de même de la pénurie des
renseignements qui nous sont transmis au sujet de
l'emplacement, du fonctionnement et de l'installation
de l'établissement projeté : le plan des lieux joint à la
demande ne comprend en effet que les parcelles immédiatement contiguës à celles où le sieur Milhau (Marius)
voudrait s'installer, il nous montre que l'établissement
sera assez voisin du grand chemin de Clermont à
Brignac, mais, comme l'échelle du plan n'est même pas
indiquée, il ne nous a pas été possible d'évaluer la distance qui les sépare ; or vous savez que les règlements
prescrivent pour les établissements de ce genre une
distance minima de 100 mètres de toute route nationale,
départementale ou vicinale. De plus, le plan ne nous
renseigne point sur la situation de la fabrique d'engrais du sieur Milhau (Marius), si bien que l'on ne peut
arguer de l'existence de celle-ci en admettant même
que sa situation satisfasse à tous les desiderata de
l'hygiène, pour donner l'autorisation de construire
celle-là. Enfin le demandeur ne fait connaître ni les
conditions dans lesquelles il se propose d'opérer
l'équarrissage des animaux morts, ni les procédés qu'il
compte employer pour la fabrication des engrais ; il

donne de son installation un plan qui nous paraît insuffisant. Pour ces divers motifs nous vous proposons de declarer qu'il y a lieu de demander à l'intéressé un supplément de renseignements.

Fabrique d'engrais et atelier d'équarrissage
Le sieur Recoules (Mathieu)

Le sieur Recoules (Mathieu), l'auteur de la seconde demande, voudrait établir une fabrique d'engrais avec atelier d'équarrissage sur la parcelle n° 27, section C du plan cadastral de Clermont-l'Hérault, parcelle lui appartenant. Le plan des lieux, joint à la demande, montre que l'établissement projeté se trouverait à 75 mètres, en ligne droite, d'un ruisseau dont les eaux sont utilisées, pendant l'été, à 800 mètres de là environ, par les habitants du village et de la commune de Lacoste, pour les besoins du ménage et l'alimentation des bestiaux. Cet établissement se trouverait, en outre, à 65 mètres du chemin des Plâtrières, à 250 mètres de la route nationale n° 9, de Clermont à Lodève, à une soixantaine de mètres d'une masure, à 240 mètres au sud des habitations de Saint-Berthoumy, et enfin à 530 mètres à l'est du hameau de Bories. Ce sont là des conditions particulièrement défavorables pour l'installation d'un établissement de ce genre. Certaines sont même en contradiction complète avec les règlements. Aussi, la demande du sieur Recoules (Mathieu) a-t-elle soulevé de nombreuses et vives protestations dans la commune de Clermont-l'Hérault et dans celle de Lacoste; les maires de ces communes, ainsi que celui de la commune voisine de Liausson, ont émis des avis défavorables à l'autorisation sollicitée, et le Conseil d'hygiène publique et de salubrité de l'arrondissement de Lodève a conclu qu'il y avait lieu de refuser cette autorisation. Etant donné le danger que représente toujours le voisinage des fabriques d'engrais et des ateliers d'équarrissage, étant donnée la situation si défavorable, comme vous venez de le voir, de l'établissement projeté, vous ne devez pas hésiter, ce me semble, à confirmer la décision prise par le Conseil d'hygiène de Lodève et à repousser l'autorisation demandée.

Les conclusions des rapports de M. Bertin-Sans, mises aux voix, sont adoptées.

Fabrique d'acétylène
Le sieur Riols, à Mireval

Sur la proposition de M. *Hamelin*, le Conseil éme un avis favorable au sujet de la demande présentée par le sieur Riols, à l'effet d'être autorisé à installer un appareil pour la fabrication de l'acétylène gazeux, en vue de l'éclairage du café qu'il exploite, sur le territoire de la commune de Mireval.

Fabriques d'huiles pour graissage.
Question de classement.

M. *Hamelin* a été chargé, par M. le Préfet, d'examiner la question qui fait l'objet de la circulaire de

M. le Ministre du Commerce, de l'Industrie, des Postes et des Télégraphes, en date du 30 novembre 1899, relative au nouveau classement proposé pour les fabriques d'huiles pour graissage.

M. *Hamelin* estime et propose au Conseil de décider qu'il y a lieu d'approuver le classement ci-après indiqué dans ladite circulaire :

Huiles (*Mélange à chaud et cuisson des*) :

1° A une température supérieure à 100 degrés, odeur et danger d'incendie, 1re classe ;

2° A une température inférieure à 100 degrés, odeur et danger d'incendie, 2me classe ;

3° Par la vapeur produite par un générateur séparé de l'appareil où sont les huiles, odeur et danger d'incendie, 3me classe;

Adopté.

Au nom de M. Massol, empêché d'assister à la séance, M. *Sallèles* donne lecture du rapport suivant :

COMMUNE DE JONQUIÈRES

Alimentation d'eau

Conformément à l'avis du Conseil d'hygiène de l'arrondissement de Lodève, et vu l'analyse de l'eau effectuée par l'Institut Bouisson-Bertrand, je propose au Conseil d'émettre un avis favorable sur le projet d'alimentation d'eau présenté par la commune de Jonquières.

M. *Hamelin,* après avoir demandé à examiner le dossier, pour savoir s'il y a un périmètre de protec-

tion de la prise, constate qu'il ne saurait y en avoir :
cette prise, garantie immédiatement par un mur de
un mètre de hauteur environ, étant faite dans une
nappe d'eau d'une étendue indéterminée ; il y aurait
pourtant lieu de rechercher les moyens d'empêcher
les contaminations possibles de cette nappe d'eau ;
ce que le rapport n'examine pas.

M. *Czernicki* fait remarquer que le Conseil ne peut
pas se désintéresser entièrement de cette question ;
ce dont on pourrait lui faire un reproche plus tard. Il
estime qu'il y aurait tout au moins lieu d'appeler
l'attention de la municipalité sur la possibilité de
souillure de la nappe d'eau souterraine, par des dé-
jections animales, des dépôts de fumiers, etc., et de
l'engager à prendre les mesures nécessaires pour éloi-
gner ces causes d'altération.

Sous ces réserves, le Conseil émet un avis favorable sur le projet dont il s'agit.

Tuerie d'animaux de boucherie
Le sieur Aussel

M. *Pourquier* propose au Conseil d'émettre un avis
défavorable sur la demande présentée par le sieur
Aussel (Benjamin), à l'effet d'être autorisé à exploiter
une tuerie d'animaux de boucherie, sur le territoire
de la commune de Gignac, parcelle n° 532 de la section A du plan cadastral.

L'enquête à laquelle il a été procédé a soulevé des

protestations de la part des voisins de l'immeuble dans lequel la dite tuerie a été installée sans autorisation préalable ; elle a établi, en outre, que son installation est défectueuse à divers points de vue.

Le Conseil d'hygiène de Lodève et M. le Sous-Préfet de cet arrondissement ont également émis des avis défavorables sur ladite demande.

La proposition de M. Pourquier, mise aux voix, est adoptée.

Vacheries

M. *Pourquier* propose au Conseil d'émettre, sous les réserves d'usage, des avis favorables sur les demandes présentées :

1° Par le sieur Loubière, à l'effet d'être autorisé à établir une vacherie, à Cette, rue du Prado, maison Lingry ;

2° Par la dame veuve Elléon, à l'effet d'être autorisée à établir une vacherie, à Cette, quai du Pont-Neuf, n° 16 ;

3° Par le sieur Emprin, à l'effet d'être autorisé à établir une vacherie dans la propriété dite de « Gratesol » située sur le territoire de la commune de Montpellier, parcelle n° 1018 de la section C du plan cadastral.

Adopté.

Porcherie
Le sieur Escudier

M. *Pourquier* propose au Conseil d'émettre, sous

les réserves d'usage, un avis favorable sur la demande
présentée par le sieur Escudier, en vue d'être autorisé
à établir une porcherie sur le territoire de la commune
de Béziers, section M, parcelles nᵒˢ 1036 et 1037 du plan
cadastral.

Adopté.

Porcherie
Le sieur Nègre

M. *Pourquier* propose au Conseil d'émettre un avis
favorable sur la demande présentée par le sieur Nègre,
à l'effet d'être autorisé à installer vingt animaux de
plus dans la porcherie qu'il exploite, sur le territoire
de la commune de Montpellier, en vertu de l'autorisation qui lui a été accordée, le 4 avril 1895.

Adopté.

Canal de Lunel
Insalubrité

M. *le Préfet* fait connaître au Conseil que M. Hamelin, médecin des épidémies, appelé à lui fournir des
renseignements sur la situation sanitaire de l'arrondissement de Montpellier, lui a adressé un rapport
très intéressant, dans lequel il lui a signalé notamment
l'insalubrité du canal de Lunel, et qu'il a demandé à
MM. les Ingénieurs de lui fournir des indications
précises et détaillées sur cette question, qu'il désire
soumettre au Conseil.

Ces renseignements ne lui sont pas encore parvenus.
Dès qu'il les recevra, il les transmettra à M. Hamelin

en le priant de vouloir bien présenter un rapport sur cette affaire dans une prochaine séance.

Transport des gadoues de Marseille
Vœu du Conseil d'arrondissement de Montpellier
relatif à l'interdiction temporaire

M. *le Préfet* communique un vœu du Conseil d'arrondissement de Montpellier relatif à l'interdiction temporaire du transport des gadoues de Marseille et demande également à M. Hamelin d'étudier cette question et la soumettre au Conseil lors de sa première réunion.

M. *Hamelin* répond à M. le Préfet qu'il se fera un devoir d'examiner le vœu dont il s'agit, ainsi qu'il lui en témoigne le désir. Il ajoute que cette question du transport et des dépôts des fumiers de Marseille a déjà, à plusieurs reprises, occupé le Conseil, spécialement au cours de l'année dernière, en présence de M. de Montricher, directeur de la Société qui expédie ces immondices. Il rappelle ce qui fut décidé à ce sujet. A la suite de cet exposé, des observations sont échangées entre divers membres de l'Assemblée, qui reconnaissent la nécessité de régler définitivement cette question.

L'ordre du jour étant épuisé, la séance est levée.

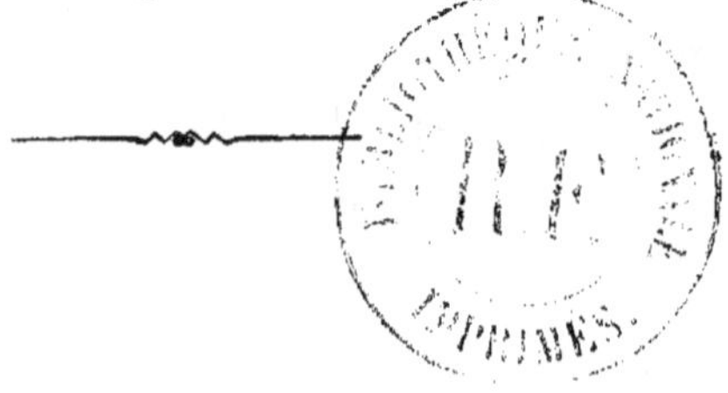

TABLE ALPHABÉTIQUE

A

B

C

D

E

F

G

H

I

M

N

O

P

R

S

MONTPELLIER, IMPRIMERIE CENTRALE DU MIDI

HAMELIN FRÈRES.

www.ingramcontent.com/pod-product-compliance
Lightning Source LLC
LaVergne TN
LVHW050837200726
843507LV00001B/320